AF462054

OBSERVATIONS

DE

CLINIQUE CHIRURGICALE

PAR

Le Dr J. ROHMER

CHEF DE CLINIQUE A LA FACULTÉ DE MÉDECINE

(*Publication de la* REVUE MÉDICALE DE L'EST)

NANCY

IMPRIMERIE BERGER-LEVRAULT ET Cie

11 RUE JEAN-LAMOUR, 11

1883

OBSERVATIONS

DE

CLINIQUE CHIRURGICALE

PAR

Le Dr J. ROHMER

CHEF DE CLINIQUE A LA FACULTÉ DE MÉDECINE

(*Publication de la* Revue médicale de l'Est)

NANCY

IMPRIMERIE BERGER-LEVRAULT ET Cie

11, RUE JEAN-LAMOUR, 11

1881

OBSERVATION

DE

RUPTURE DE L'ESTOMAC

SANS SOLUTION DE CONTINUITÉ DES PAROIS ABDOMINALES

LÉSIONS MULTIPLES CONCOMITANTES

Le 20 février 1880, vers 2 heures de l'après-midi, environ une heure après leur repas, des ouviers maçons étaient occupés à placer une grosse pierre devant former corniche; les travaux se faisaient sur un échafaudage d'une maison en construction, à une hauteur de 12 mètres environ du sol. Tout à coup la pierre, appuyée sur le mur, fit bascule, tomba sur l'échafaudage qui s'écroula, et entraîna avec lui deux ouvriers qui étaient placés dessus; l'un deux fut tué sur le coup; l'autre, le nommé X...., âgé de 38 ans, vivait encore. C'est l'histoire de ce dernier que nous allons rapporter.

Aussitôt après sa chute, X..... n'avait pas perdu connaissance; mais il ne put donner aucun renseignement sur la manière dont il était tombé; les personnes présentes n'en purent dire davantage, le fait s'étant produit trop inopinément et avec trop de rapidité pour que quelqu'un ait eu le temps de l'observer. Presque immédiatement après l'accident, le malade se plaint de son ventre, porte la main à la région épigastrique, siége d'une grande douleur; il n'accuse pas d'autre lésion; immédiatement transporté à l'hôpital, voici ce que l'on observe:

Le malade ne répond déjà plus aux questions, et une heure après son arrivée, il perd complétement connaissance et ne prononce plus que des paroles incohérentes : il y a de la blépharoptose du côté droit; la commissure des lèvres est légèrement déviée à droite. Pas de déviation de la langue. Les pupilles sont égales, et pas extraordinairement dilatées. Immobilité complète des membres inférieurs. Le malade ne réagit nulle part à une piqûre d'épingle.

Écoulement de sang par l'oreille gauche; rien ne s'écoule par les narines, ni par l'oreille droite.

La respiration se fait difficilement; le pouls est petit, serré et fréquent. Le malade est assez pâle. Enfin, le ventre est ballonné et pas trop sensible à la palpation. Le malade succombe à 6 heures du soir, environ quatre à cinq heures après sa chute.

A l'*autopsie*, voici ce que l'on constate :

Une ecchymose sous-cutanée de la largeur d'une pièce de 2 fr. au sommet de la tête, vers le milieu de la suture sagittale, une autre au-dessus de l'orbite droite, et une troisième au niveau de la bosse occipitale supérieure; les téguments ne sont pas intéressés au niveau de ces ecchymoses.

L'ouverture de la boîte crânienne montre entre les os et la dure-mère un vaste épanchement sanguin qui entoure les deux lobes postérieurs ou occipitaux du cerveau, et remonte à peu près jusqu'au niveau des dépressions correspondant aux bosses pariétales. Le cerveau extrait, on constate une deuxième nappe sanguine qui entoure le bulbe, remplit le quatrième ventricule, et baigne la face inférieure des lobes cérébelleux; rien dans l'intérieur des cavités ou du tissu cérébral. Aussitôt qu'on a détaché les méninges de la base du crâne, on constate les traits de fracture suivants : le rocher gauche est fracturé transversalement d'avant en arrière, à environ 3 millimètres en dehors du conduit auditif interne. Autour du trou occipital rayonnent deux solutions de continuité du tissu osseux; une première à gauche, part du bord de cet orifice, en arrière du trou condylien postérieur, et, séparant du reste de l'os la lamelle osseuse qui forme la paroi supérieure de ce trou, va rejoindre obliquement en dehors et en avant le trou déchiré postérieur. Une deuxième fracture a détaché presque tout le bord droit du trou occipital sur une largeur de 4 à 5 millimètres, puis se continue sur l'occipital à travers toute la fosse cérébelleuse droite, en se perdant insensiblement un peu en dehors de la protubérance occipitale externe. De plus, si on introduit le doigt dans le trou occipital, on sent immédiatement au-dessous de son bord postérieur la saillie de l'arc postérieur de l'atlas assez mobile; en avant, au contraire, l'apophyse odontoïde ne se sent que difficilement, repoussée qu'elle est à 2 centimètres au moins en avant du bord antérieur du trou occipital; en somme, on peut affirmer hardiment que l'atlas est luxé en avant par rapport à l'occipital, en même temps que fracturé; mais il est difficile de faire exactement la part de ce qui revient à chacune de ces lésions en particulier, et de déterminer quelle est la lésion dans son ensemble; car le sujet étant réclamé, il a été impossible de pousser plus loin les recherches de ce côté, et, à plus forte raison, de conserver la pièce; aussi n'insisterons-nous pas davantage sur ce point qui sera pour nous d'un intérêt secondaire.

Les téguments du thorax sont intacts; le plastron sternal étant enlevé, on voit une fracture du sternum ayant déterminé un épanchement de sang très-léger en avant dans le tissu cellulaire sous-cutané, et assez notable en arrière dans le médiastin antérieur. Cette fracture, située entre la 2e et la 3e côte, à l'union du manche et du corps de l'os, est dirigée transversalement et un peu obliquement de droite à gauche et de haut en bas; les fragments sont taillés en biseau aux dépens de la face antérieure du fragment supérieur et de la face postérieure du fragment inférieur. Le biseau mesure à peu près 1 $^1/_2$ centimètre de largeur. Les poumons et le cœur sont intacts.

A l'ouverture de l'abdomen, on voit le grand épiploon et toute la surface de la masse intestinale légèrement injectés déjà et colorés par un liquide grisâtre; çà et là sur les organes sont répandues de petites parcelles de matières alimentaires. On soupçonne alors une rupture devant s'être effectuée en un point quelconque, mais assez élevé cependant du canal digestif, en raison de l'aspect des parcelles trouvées dans la cavité péritonéale. Le paquet intestinal, soigneusement enlevé, laisse voir de chaque côté de la colonne vertébrale une assez notable quantité de ce même liquide grisâtre, auquel se trouvent mêlées beaucoup de matières alimentaires parfaitement reconnaissables. En examinant les organes, on trouve l'estomac contenant encore une petite quantité du liquide en question, ses deux parois en partie accolées l'une à l'autre, et comme rétractées ou plutôt chiffonnées; à sa face antéro-supérieure, à 3 centimètres environ au-dessus du pylore, est une ouverture arrondie de la largeur d'une pièce de 5 fr., à bords nettement coupés comme à l'emporte-pièce; pas d'injection vasculaire, ni d'épaississement sur les bords, indiquant un travail phlegmasique récent ou déjà ancien; tout le reste de l'organe est intact; les intestins sont fortement distendus par des gaz; le gros intestin est rempli de matières fécales assez abondantes. Le foie, à la face inférieure de son lobe droit, présente, sous la capsule de Glisson, une petite ecchymose longue de 3 centimètres à peu près, sur 1 centimètre de large. Immédiatement au-dessous de cet organe, le péritoine et le tissu cellulaire sous-jacent sont très-ecchymosés. Une grande quantité de sang coagulé englobe complétement le rein droit, et forme une tumeur grosse à peu près comme deux poings; cette tumeur incisée laisse voir à la surface du rein une couche de fibrine qui s'y est déposée; le tissu rénal lui-même est sain; le rein gauche est intact. Ce foyer sanguin, que nous venons de décrire à droite, est immédiatement en contact avec la lésion suivante de la colonne vertébrale, c'est-à-dire que la première vertèbre lombaire est luxée sur la douzième dorsale, de telle façon que le corps de la première est porté au moins à 2 centimètres en avant et à gauche du corps de la vertèbre située immédiatement au-dessus; à travers une déchirure des tissus, on sent la moelle intacte, mais les apophyses articulaires sont fracturées. Comme dernière lésion, on constate que la jambe droite est le siége d'une fracture comminutive en V, ayant déterminé la formation de plusieurs esquilles, et communiquant avec l'articulation tibio-tarsienne; les deux malléoles sont fortement écartées, et il s'est fait un écrasement de la substance spongieuse de l'épiphyse tibiale, laquelle est fortement repoussée en haut entre deux fragments écartés de substance compacte diaphysaire.

Enfin, dernier détail à noter, il existe une éraillure linéaire de 1 centimètre de large sur tout son parcours, et qui s'étend sur les deux tiers au moins de la face externe de la cuisse droite.

Réflexions. — Cette observation, comme on le voit, est intéressante à plus d'un titre, en raison des lésions multiples qu'a révélées l'autopsie; cependant nous ne nous arrêterons qu'au seul point qui nous a paru le plus digne d'attention, en raison précisément de sa rareté et de l'obscurité relative qui règne encore sur sa production; nous voulons parler de la rupture de l'estomac. Nous verrons plus loin comment les lésions concomitantes pourront nous servir à expliquer cette rupture que nous regardons ici comme le fait principal, quoique chacune des autres pourrait à elle seule faire le sujet de discussions et d'observations intéressantes. Nous allons donc dire quelques mots seulement de la fréquence de cet accident, du mécanisme de sa production en général, et tel qu'il nous a semblé avoir dû se produire chez notre malade en particulier; il nous paraît difficile de préciser quelle influence il a eue sur la mort rapide du malheureux qui en était atteint, au milieu des lésions si importantes qu'on rencontrait sur d'autres points de l'organisme; aussi passerons-nous ce dernier point complétement sous silence.

Les faits de rupture de l'estomac par cause traumatique sans lésions des parois abdominales sont assez rares, et dans les recherches que nous avons faites parmi les principaux auteurs, nous avons à peine pu trouver deux ou trois cas se rapportant à la question. Ainsi, *Jobert de Lamballe* (1), dans son traité des mala-

(1) Jobert de Lamballe, *Traité des maladies chirurgicales du canal intestinal.* 1829.

dies chirurgicales du canal intestinal, n'en cite même pas. — *Richerand* (1), dans son traité de physiologie, rapporte un cas de rupture de l'estomac, mais survenu plusieurs années après le traumatisme; voici les principales circonstances du fait rapporté par l'auteur : Une femme de 47 ans était tombée, à l'âge de 38 ans, sur le seuil d'une porte; le coup avait porté sur l'épigastre; l'endroit frappé resta douloureux, et la malade dès lors ne put se tenir et rester debout que courbée en avant et sur le côté gauche. A la fin de ce long intervalle, une tumeur phlegmoneuse oblongue se manifesta sur le point lésé; au milieu des vomissements qui survinrent, cette tumeur s'abcéda, et par la plaie qui résulta de la rupture, s'échappèrent deux pintes d'un liquide que la malade venait de boire pour se procurer quelque soulagement. Depuis lors, la fistule s'agrandit, et bientôt les aliments eux-mêmes y passèrent et continuèrent ainsi jusqu'à la mort. A l'ouverture du cadavre, on trouva que la fistule s'étendait du cartilage de la 7ᵉ côte gauche jusqu'à la hauteur de l'extrémité osseuse de la 6ᵉ; ses bords étaient arrondis, épais de 3 à 4 lignes; la peau les recouvrait d'une pellicule rouge et humide, semblable à celle des lèvres. La membrane péritonéale de l'estomac avait contracté une adhérence si intime avec le péritoine qui tapissait la paroi antérieure de l'abdomen autour de l'ouverture, qu'on n'apercevait aucune trace d'union; l'ouverture était à la face antérieure de l'estomac, à l'union des deux tiers gauches avec le tiers droit de ce viscère, c'est-à-dire à 8 travers de doigt de sa grosse extrémité, et à 4 seulement du pylore. Elle s'étendait de la petite à la grande courbure; c'était, au reste, la seule lésion organique que présentât ce viscère. — *Chauveau* (2), dans sa thèse, ne cite que trois cas de ruptures plus ou moins complètes de l'estomac, cas empruntés à Polaud : dans l'un, il s'agit d'un enfant qui, renversé sous une voiture, présenta à l'autopsie une rupture de la muqueuse stomacale; dans l'autre, un homme qui avait reçu un coup au côté droit, avait une rupture de la tunique péritonéale de l'estomac. Enfin, le troisième cas est celui d'une femme de 30 ans, qui, à 10

(1) RICHERAND, *Nouveaux Éléments de physiologie.* 1833.

(2) CHAUVEAU, *Lésions traumatiques du tube digestif sans solution de continuité des parois abdominales.* Thèse de Paris, 1869.

ans, avait fait une chute sur l'angle d'une borne; après le coup se développa une tumeur qui finit par former une ouverture fistuleuse dans l'hypocondre gauche, donnant issue aux aliments et aux boissons ingérés. On voit que dans tous ces faits les détails manquent absolument quant aux circonstances qui ont pu produire ou favoriser les accidents, et ensuite, quant à l'état local des lésions elles-mêmes.

Quoi qu'il en soit, il ressort de ces recherches que, en général, les auteurs citent très-peu de cas de ruptures de l'estomac, tandis qu'au contraire, tous mentionnent longuement des cas de ruptures des intestins sans lésion de la paroi abdominale. A quoi tient une telle différence entre ces deux parties du tube digestif? Deux raisons peuvent ici être invoquées: et d'abord, toute la partie du tube intestinal faisant suite à l'estomac présente une masse plus grande et, par suite, une surface plus étendue, puisqu'elle remplit à elle seule presque toute la cavité abdominale; ensuite, l'intestin, à l'encontre de l'estomac, chez lequel l'état de plénitude n'est que passager, l'intestin, dis-je, est constamment rempli de matières solides, liquides ou gazeuses, qui le distendent avec une certaine force, et permettent aux agents vulnérants d'agir bien plus efficacement pour la production des ruptures. Et, en effet, si cette dernière cause intervient souvent pour l'intestin, on peut dire qu'elle est toute-puissante quand il s'agit de ruptures de l'estomac. Car, dit Chauveau dans son travail, « l'on sait que dans l'état de vacuité ce viscère, resserré par la tonicité de sa tunique musculaire, se retire derrière le foie et les côtes, où il est moins accessible aux violences extérieures. Mais quand les aliments, en écartant ses parois, ont distendu toutes ses membranes, la forme et les rapports du viscère sont changés. Plus considérable en avant et vers la grosse extrémité, la face antérieure est soulevée et devient presque supérieure, tandis que la grande courbure, dédoublant le feuillet antérieur du grand épiploon, devient presque antérieure, sans cesser d'atteindre jusqu'à l'ombilic; en même temps, la paroi abdominale est poussée en avant et éprouve une distension qui lui fait faire une saillie plus considérable. L'estomac, agrandi au moment de la digestion, semble donc de lui-même se porter au-devant des forces vulnérantes. » Malgré que les auteurs n'aient pas toujours, dans leurs observations, noté ce fait de distension de l'estomac par les aliments, il nous semble difficile de comprendre que la rupture de ce viscère soit possible autrement que dans son état de plénitude.

Parmi les autres causes physiologiques prédisposantes, on a encore cité la situation superficielle, l'étendue des viscères, leur fixité normale, et la détente des muscles de l'abdomen; comme causes pathologiques, l'immobilisation des viscères par un travail phlegmasique, l'altération des parois du canal intestinal par inflammation, tuberculose, cancer, etc.; enfin, l'altération et la distension des parois abdominales, en rendant les viscères plus superficiels, peuvent favoriser la production des lésions. Les causes efficientes sont la pression puissante et soutenue, comme, par exemple, une roue de voiture; la percussion brusque, instantanée, un coup de pied de cheval; la chute à plat ventre; enfin, la contraction musculaire, cette dernière cause restant très-douteuse.

Voyons maintenant comment la lésion dont nous parlons a pu se produire chez notre malade. L'accident, nous l'avons noté au début de l'observation, est arrivé quelques instants à peine après le repas de l'ouvrier; nous avions donc là, on peut le dire, la prédisposition physiologique indispensable pour favoriser la rupture du viscère. Quelle a été dans ce cas la cause efficiente? Sur la paroi abdominale, nous n'avons noté absolument aucune trace de lésions, ni éraillure, ni contusion; il est donc peu probable qu'un coup ait été porté directement sur la région épigastrique, quoique cependant la chose ne soit pas tout à fait impossible. Mais voici comment, selon nous, on pourrait avec plus de raison expliquer la production de la lésion; personne n'ayant vu tomber le malade, nous ne pourrons évidemment faire que des suppositions rendues vraisemblables par les lésions concomitantes que nous a révélées l'autopsie.

Et, en effet, il nous suffira de voir comment ont pu se produire, et la fracture du sternum, et la luxation de la colonne vertébrale, pour comprendre le fait. Si nous recherchons l'étiologie de ces deux espèces de lésions, nous voyons que l'une et l'autre peuvent se produire par flexion forcée du tronc, soit en avant, soit en arrière; or, étaient-elles bien ici le résultat d'une flexion forcée du tronc? Selon nous, on peut répondre hardiment par l'affirmative; car, si l'on élimine cette cause, il en faut invoquer une autre, qui est un coup porté directement aux endroits fracturé et luxé; mais s'il y avait eu choc direct, soit sur le sternum, soit sur la colonne vertébrale, il est bien évident que l'ecchymose, suite de la contusion, aurait eu le temps de se produire pendant les 5 ou 6 heures que le malade a survécu à son accident; tout au moins, les téguments auraient-ils présenté quelque lésion superficielle; cependant, il n'en est rien, et la peau au niveau du sternum et de la région lombaire est absolument intacte.

Bien plus, les ecchymoses qui siégent sur les téguments de la voûte crânienne à sa partie supérieure et postérieure, viennent plaider en faveur de cette supposition, et semblent indiquer qu'un corps quelconque, dans sa chute, est venu frapper la tête de l'individu, puis l'a forcé à se courber en avant. Disons, en passant seulement, que la fracture, par enfoncement de l'épiphyse du tibia gauche, semble être le résultat d'une chute sur les pieds, chute dont le contre-coup se serait traduit par les traits de fracture qui, à la base du crâne, rayonnent autour du trou occipital.

Quoi qu'il en soit, c'est donc une flexion forcée du tronc en avant qui semble avoir produit la fracture du sternum et la luxation de la colonne vertébrale. Le résultat immédiat de cette flexion a été le rétrécissement notable de la cavité abdominale. Or, le viscère qui à ce moment occupait le plus de place dans cette cavité, c'était l'estomac; celui qui pouvait le plus facilement se réduire de volume, c'était l'intestin. L'estomac donc, comprimé de toutes parts, s'est rompu en un point de sa surface, et son contenu s'est répandu au dehors dans la cavité abdominale; il est probable que, dans ce cas, les fibres musculaires, écartées les unes des autres et laissant des intervalles par lesquels la muqueuse faisait hernie, ont ainsi favorisé, pour une certaine part, la rupture de la poche stomacale; cette cause adjuvante est indiquée par Vidal de Cassis à propos des ruptures de la vessie; or, l'analogie de structure des tuniques de la vessie et de l'estomac permet de supposer pour la rupture de l'un et l'autre organe un mécanisme analogue. Ce mécanisme de rupture stomacale par rétrécissement de la cavité abdominale pendant la flexion forcée du tronc peut être évidemment rapproché, sinon assimilé, à ce que produirait une pression puissante et soutenue; c'est absolument ce qui arriverait si l'on pressait violemment dans la paume des deux mains une poche membraneuse fortement distendue par du liquide.

Pour ce qui est de l'endroit où s'est effectuée la rupture sur l'estomac, il est bon de noter, en passant, que dans l'observation de Richerand, citée plus haut, la lésion a occupé à peu près la même place que chez notre sujet, c'est-à-dire le bord antéro-supérieur, à l'union du tiers droit avec les deux tiers gauches. Sans vouloir dès maintenant assurer que c'est là le lieu d'élection de ces sortes de ruptures, peut-être des observations ultérieures et plus nombreuses permettront-elles un jour de poser à ce sujet des conclusions définitives.

A propos du mécanisme de la rupture du tube intestinal, il nous semble intéressant de rapporter ici les différentes opinions qui furent exprimées dans une discussion qui eut lieu, en 1848, à l'Académie de médecine de Strasbourg.

M. *Forget* croyait que les lésions étaient dues à la compression instantanée subie par l'anse pressée contre la colonne vertébrale et le corps contondant.

M. *Strohl* pensait que, s'il en était ainsi, l'aorte et la veine cave offriraient des lésions; les autopsies ne renseignent pas à ce sujet.

D'après M. *Sédillot,* la rupture se produirait par contraction péristaltique du viscère, alors qu'il est fortement distendu.

M. *Chauveau* (1), lui, croit trouver la raison de ces ruptures dans une explication toute physique : Dans le phénomène du choc, dit-il, les corps élastiques se rompent, parce que les molécules frappées sont mises en mouvement; tandis que, en vertu de l'inertie, les molécules voisines restent immobiles.

Quoi qu'il en soit de ces explications sur la façon dont la rupture se produit dans l'organe, nous ne croyons pas que le mécanisme de la cause, tel que nous venons de le décrire, c'est-à-dire

(1) *Loc. cit.*

par flexion forcée du tronc, ait jamais été rapporté par les auteurs.

Nous ne dirons rien de la symptomatologie, qui paraît bien obscure; car le seul signe pathognomonique que les auteurs aient noté, et notre malade l'a présenté, c'est une douleur intense au niveau de l'épigastre; ce signe, et avec lui d'autres encore, tels que pâleur de la face, refroidissement des extrémités, petitesse du pouls, tendance à la syncope, sont trop peu sûrs pour permettre de poser un diagnostic certain; d'autant plus que les derniers surtout peuvent encore s'observer dans d'autres lésions.

Inutile de dire qu'en pareil cas, de l'incertitude du diagnostic découle forcément et malheureusement l'impuissance thérapeutique.

OBSERVATION D'UN CAS

DE

FRACTURE DE CUISSE

SUIVIE DE PSEUDARTHROSE

LÉSION DU NERF SCIATIQUE; AMPUTATION

Le nommé Weiss (Joseph), serrurier, âgé de 28 ans, est d'une bonne santé habituelle et d'une forte constitution; il n'a pas eu de maladie antérieure, si ce n'est une blennorrhagie en 1874.

Le 8 avril 1879, étant à son travail, il reçut, dit-il, sur les reins une barre de fer pesant 900 kilogr.; il tomba, et en essayant de se relever, il remarqua que le membre inférieur droit, dirigé en dehors, faisait presque un angle droit avec le gauche. Transporté immédiatement à l'hôpital Saint-Léon, on constate que le blessé est atteint d'une fracture de la cuisse droite, fracture siégeant à l'union du $^1/_3$ supérieur avec le $^1/_3$ moyen; la mobilité normale seule est perçue; on ne cherche pas à produire de crépitation. Le traitement, pendant les 30 premiers jours, consiste en l'application de coussins et attelles embrassant tout le membre inférieur et le bassin, et en une traction exercée à l'aide de poids sur le segment inférieur du membre. Comme la consolidation ne se faisait pas assez vite relativement à l'âge et à la constitution du malade, on appliqua un appareil à bandelettes de Scultet pendant 40 jours, puis un appareil inamovible à bandes silicatées; pendant ce temps, la traction était toujours continuée. A partir du 85e jour de la fracture, le malade s'est levé pendant 8 jours, croyant être guéri; mais en enlevant l'appareil silicaté, on constata un manque absolu de consolidation. De plus, le fragment inférieur chevauchant en dedans et en arrière, était remonté de façon à se mettre en contact avec l'ischion; le fragment supérieur était dévié en dehors et un peu fléchi sur le bassin; entre les deux segments de l'os, on constate manifestement l'interposition d'une couche de parties molles épaisse, au moins, de 4 à 5 centimètres. On essaye de ramener les deux fragments en contact et de les frotter l'un contre l'autre. Des coussins et des attelles sont encore appliqués; puis, on fait usage de l'appareil d'Hennequin, jusque vers le 140e jour de la fracture; le malade s'étant plaint de douleurs au genou et au mollet, on enlève ce dernier appareil, et on constate l'existence d'eschares au tiers inférieur de la face externe de la jambe; les tendons des péroniers sont à nu; autre eschare au talon. Le membre dont la fracture n'était toujours pas consolidée, est alors placé dans une gouttière de Bonnet; de temps en temps, on le suspend en l'air pour permettre la cicatrisation plus facile des plaies extrêmement lentes à se guérir.

Le malade reste dans cet état jusqu'au commencement du mois d'avril 1880, c'est-à-dire un an après la production de la fracture. M. le professeur Michel, qui voit le malade à ce moment, constate les faits suivants :

La cuisse droite, fracturée, est plus volumineuse que la gauche saine. En empoignant simultanément les deux fragments avec chaque main, on constate leur parfaite mobilité; la cuisse à l'endroit lésé peut être presque fléchie à angle droit, et cela sans douleur pour le malade. Le fragment inférieur, remonté en arrière et en dedans, va toujours buter contre l'ischion; en exerçant une forte traction sur le pied, on parvient à abaisser le fragment inférieur d'une quantité suffisante pour amener l'une vis-à-vis de l'autre les deux extrémités osseuses; mais, à cause de l'interposition des parties molles, il est complétement impossible, quoi qu'on fasse, de coapter les deux fragments.

Si l'on interroge la sensibilité et la motilité du membre, voici ce que l'on obtient : La sensibilité de la peau est complétement conservée sur toute la cuisse jusqu'au genou, et à la face interne de la jambe jusqu'à la malléole; anesthésie complète et absolue de tout le reste de la jambe à partir du genou, et de tout le pied. L'anesthésie est complète aussi bien au simple contact, aux pincements et aux piqûres d'épingles, qu'aux excitations thermiques et électriques.

Si l'on essaye, à l'aide d'un courant électrique intermittent, de faire contracter les muscles, on voit qu'à la cuisse le grand adducteur, le biceps et le droit interne, restent complétement inertes; le triceps crural se contracte aussi bien volontairement que sous l'influence de l'électricité; à chacune de ses contractions, le genou est brusquement soulevé et la jambe légèrement fléchie sur la cuisse. A la jambe et au pied, le manque de contractions musculaires est absolu; de même aussi, on ne produit pas le moindre réflexe lorsque l'on chatouille ou que l'on pince, soit la plante du pied, soit la peau de la jambe.

Le membre inférieur, à partir du siége de la fracture, est flasque, étalé, et présente un léger œdème. Les mesures prises de l'épine iliaque antéro-supérieure à la malléole externe donnent 19 centimètres de moins que pour le membre sain.

M. Michel, avant la connaissance détaillée de ces faits, avait un instant songé à pratiquer la suture des fragments; mais il changea bientôt d'avis et se décida à pratiquer l'amputation de la cuisse; nous examinerons plus loin les raisons qui ont pu motiver cette détermination.

L'amputation est donc pratiquée le 4 mai : on taille un lambeau cutané suivant le procédé elliptique, et le fémur est sectionné au niveau de son *tiers inférieur*. Bande d'Esmarch. Pansement phéniqué. Rien de particulier à signaler pendant l'opération, dont les suites ont été des plus simples. La peau se réunit par première intention; un peu de suppuration persisté dans la profondeur. Un mois après l'amputation, le malade se lève; on se met en demeure de lui faire fabriquer un membre artificiel.

Nous relaterons plus loin les faits que nous avons constatés à l'examen nécroscopique du membre amputé.

Pour le moment, qu'il nous suffise de dire que, dans cette observation, trois points nous ont paru intéressants; ce sont : la pseudarthrose, puis l'examen des lésions musculaires et nerveuses qui se sont produites consécutivement dans le membre inférieur; enfin, les indications d'intervention résultant de l'état du membre.

Voyons successivement chacun de ces trois points:

I.

Le malade, on se le rappelle, a été frappé par une barre de fer pesant 900 kilogr.; après la chute, lorsqu'il voulut se relever, il remarqua que la cuisse, déviée en dehors, faisait presque un angle droit avec celle du côté opposé. Or, que s'était-il passé dans cette circonstance? Il est probable que c'est la masse vulnérante, et non la simple chute, qui aura déterminé la lésion du fémur; cette lésion a consisté en une fracture qui, selon toute apparence, était dirigée obliquement de haut en bas et de dedans en dehors; le fragment inférieur, repoussé en dedans, a déchiré la masse musculaire de cette partie de la cuisse, et de cette façon, s'est trouvé complétement séparé du fragment supérieur. Ce n'est que consécutivement que le fragment interne, attiré par la tonicité musculaire, a chevauché jusque vers l'ischion; immédiatement après l'accident, le fait n'était guère possible, à cause de l'épaisseur assez notable des parties molles à franchir ou plutôt à décoller; car il est probable que ce chevauchement s'est fait dans un interstice musculaire quelconque. Il est maintenant aisé de s'expliquer pourquoi le chirurgien qui le premier eut à intervenir auprès de ce malade, crut avoir suffisamment assuré son diagnostic en produisant simplement la mobilité anormale, et non la crépitation des fragments: on pourrait presque dire que, dans ce cas, il y avait faute à observer trop strictement ce précepte chirurgical qui veut, dans l'examen des fractures, que « le chirurgien qui ne pourra constater l'existence de la crépitation ne devra pas trop insister, surtout lorsqu'il y a d'autres signes de fracture, ces manœuvres étant généralement douloureuses et pouvant déterminer la rupture de quelques aspérités osseuses, ou des phénomènes inflammatoires dans le foyer de la fracture. » (Jamain et Terrier.) Mais l'exception n'est pas la règle. Toutefois, dans le cas particulier, on pouvait jusqu'à un certain point être frappé de la non-existence de ce symptôme crépitation, précisément en raison de la position anormale que la cause vulnérante avait imprimée au membre.

Quoi qu'il en soit, l'existence de ce déplacement assez rare des fragments osseux n'a été constatée qu'*un certain temps* après l'accident. A quel genre de lésion avait-on alors affaire? L'éloignement des extrémités osseuses, leur extrême mobilité, l'interposition d'une notable quantité de parties molles, tous ces signes réunis ne permirent pas de songer à autre chose qu'à ce genre de pseudarthrose que Béranger-Féraud a appelée « flottante », c'est-à-dire, avec complète indépendance des fragments.

Pour y remédier, on employa d'abord les moyens les plus bénins dont on pouvait disposer, tels que l'immobilisation prolongée, les tractions longtemps continuées, et même les frottements et la compression des extrémités fracturées. Rien n'y fit. Une année s'était écoulée dans cet intervalle, depuis le moment de l'accident jusqu'au jour où l'on s'aperçut qu'une autre complication plus grave encore que la pseudarthrose venait empêcher d'entreprendre le traitement qu'on s'était proposé.

Ce traitement quel pouvait-il être? La cause de la pseudarthrose, chez notre malade, on la connaît; elle est toute locale, et tient à l'interposition des parties molles entre les fragments. Il n'y avait donc pas à songer ici à l'application des nombreux moyens inventés dans le but de remédier aux pseudarthroses, tels que: l'acupuncture et l'électro-puncture, la cautérisation, le séton, les sections, l'implantation de corps étrangers dans les fragments, la résection simple des extrémités, leur grattage, etc., etc. La seule détermination à laquelle on pouvait s'arrêter était de dégager le fragment inféro-interne de la masse des parties molles qui l'entourait, puis de le mettre en contact avec le fragment supérieur, après avoir, au préalable, avivé les deux extrémités osseuses; par mesure de précaution, on pouvait encore faire la suture métallique entre les deux fragments.

Cette opération, en effet, était déjà décidée, lorsqu'on s'aperçut que les muscles postéro-internes de la cuisse et tous ceux de la jambe étaient complétement paralysés; qu'en un mot, le nerf grand sciatique avait été profondément lésé, sinon détruit. Ce fait, on le comprend, devait modifier du tout au tout le mode de traitement; mais avant de discuter cette question, voyons ce que l'autopsie a révélé à l'examen des différentes parties du membre amputé.

II.

La dissection du membre révéla les faits suivants: Tout le segment amputé est notablement œdématié; une incision de la peau laisse écouler du tissu cellulaire sous-cutané une assez notable quantité de sérosité; la graisse de cette couche semble aussi être en plus grande abondance qu'à l'état normal; tous les muscles de la jambe et ceux de la cuisse innervés par le grand sciatique sont pâles, flasques, diminués de volume; ils se laissent déchirer facilement et sont de même fortement infiltrés de sérosité. Des coupes transversales et longitudinales pratiquées sur des pièces colorées à l'acide osmique font voir, au microscope, que les fibres musculaires sont à peu près complétement disparues et remplacées par de la graisse : à peine, çà et là, voit-on encore une légère striation transversale, rappellant vaguement la structure du membre normal; le tissu conjonctif interfibrillaire est notablement augmenté de volume.

Les nerfs, à l'œil nu, présentent un aspect différent, suivant qu'on envisage un filet encore sain ou un filet altéré; ainsi, le saphène interne, débarrassé de la graisse qui l'entoure en abondance, présente *à peu près* son aspect normal; au contraire, les nerfs sciatiques poplités externe et interne et leurs branches de division ont une apparence plus jaunâtre et comme vitreuse. Au microscope, les pièces traitées par l'acide osmique montrent sur une coupe transversale, tous les tubes nerveux uniformément colorés en noir : plus d'apparence de cylindre-axe. Si l'on examine des fibres dissociées, on voit les tubes nerveux réduits à l'apparence de simple filaments conjonctifs, sans rétrécissement ni renflement normaux, et dépourvus complétement de cylindre central. Les préparations analogues faites sur le nerf saphène interne montrent que, çà et là, quelques tubes nerveux ont encore conservé leur intégrité, tandis que d'autres, en grand nombre, ont déjà passé par des phases d'altération que nous venons de décrire pour les filaments provenant du nerf sciatique.

Enfin, pour être complet, notons encore qu'au tiers inférieur de la jambe, la face externe du péroné est dépourvue de parties molles, même de périoste, sur une étendue de 4 à 5 centimètres; qu'à ce niveau les tendons des deux péroniers latéraux ont subi une solution de continuité et que leurs extrémités sont fortement adhérentes au péroné; c'est à ce niveau, on se le rappelle, que siégeait l'eschare produite par l'application de l'appareil d'Hennequin.

Toutes ces altérations, tant musculaires que nerveuses, avaient été, on le sait, prévues par l'examen physiologique des fonctions de ces diverses parties.

Mais, quelle est la lésion du nerf sciatique qui a pu déterminer des troubles de nutrition aussi profonds dans les divers tissus se trouvant sous la dépendance du cordon nerveux lésé?

Dans le cas de simple contusion du nerf, le malade eût ressenti, non-seulement au moment de l'accident, mais encore un certain temps après, des fourmillements, de l'engourdissement, qui se seraient dissipés peu à peu; puis tout serait rentré dans l'ordre. Au contraire, s'il y a eu contusion violente, c'est-à-dire écrasement, ou bien encore déchirure complète, les phénomènes ont dû présenter un autre aspect: notons que la contusion profonde et l'écrasement peuvent être complétement assimilés à la déchirure, puisque les résultats ultérieurs sont les mêmes, tant au point de vue des fonctions du membre que de l'évolution des extrémités nerveuses à l'endroit lésé. En effet, dans l'un et dans l'autre cas, il y a solution de continuité du cordon nerveux; seul, le mécanisme de la production de la lésion est différent. Cette lésion donc se traduit dans les deux cas par les symptômes suivants: Douleur très-vive ou nulle au moment de l'accident; puis, consécutivement, perte immédiate de la sensibilité et du mouvement dans toutes les parties animées par le nerf contus ou déchiré. Ce qui prouve bien que la section du cordon nerveux était complète, c'est que, d'abord, la régénération ne s'est pas faite, phénomène qui se serait produit plus facilement si l'écrasement ou la déchirure eussent épargné une partie des fibres; d'autre part, il se produit d'ordinaire des phénomènes de névrite, lorsqu'un nerf est blessé sans être sectionné complétement; cette névrite se serait traduite par des douleurs sourdes, paroxystiques. Enfin, dans le cas d'écrasement, la motilité et la sensibilité ne sont pas si promptes à disparaître, ni d'une façon aussi complète que cela a semblé se produire chez notre malade.

Donc, d'après les symptômes observés, la lésion du nerf sciatique, au niveau du siége de la fracture, était une section complète du nerf, probablement avec écrasement des deux bouts, écrasement qui, ultérieurement, a empêché la réunion des extrémités nerveuses de s'accomplir.

Je ne m'arrêterai pas à étudier longuement l'état microscopique du bout périphérique que nous avons eu l'occasion d'examiner, au moins en partie, chez notre malade. D'après les recherches modernes, l'altération du bout périphérique du nerf sectionné débuterait par une diminution de la transparence normale du tissu nerveux (Vulpian, W. Mitchell), ce qui est nié par Laveran. Quoi qu'il en soit, vers le 8e jour (chez les animaux), ce double contour des tubes est irrégulier, et vers le 10e jour commence la segmentation de la myéline. « Cette segmentation aboutit à la formation de granulations de plus en plus fines », constituées par de la graisse neutre, et qui finissent même par disparaître par un mécanisme encore obscur, probablement par les voies lymphatiques (Cornil et Ranvier).

A ce moment, la gaîne de Schwann, revenue sur elle-même, se plisse et offre l'aspect du tissu conjonctif; les nerfs ont perdu leur coloration blanche et sont grisâtres (Vulpian). Vulpian, Cornil et Ranvier signalent l'apparition de granulations graisseuses dans les parois des vaisseaux interfasciculaires. Quant aux cylindres-axes, Waller, Vulpian et Ranvier admettent leur disparition, tandis que Schiff, Weir Mitchell, etc., pensent qu'ils ne s'altèrent pas. Enfin, les noyaux de la membrane de Schwann se multiplient (Vulpian).

La dégénérescence que nous venons de décrire se fait, non pas du centre à la périphérie, mais simultanément sur toute la longueur du segment nerveux séparé du centre cérébro-spinal (Vulpian et Philippeaux, Weir Mitchell, etc.). Elle paraît complète au bout de six semaines à deux mois (chez les animaux).

Il est inutile d'insister longuement sur l'altération des muscles, altération qui cependant ici a son importance, comme il est facile de le prévoir. La lésion qu'à l'œil nu, ainsi qu'au microscope, on pouvait constater facilement, est évidemment constituée par la dégénérescence granuleuse, et surtout granulo-graisseuse des fibres musculaires (Cornil et Ranvier). Cet état du muscle est caractéristique de la myosite chronique, qui elle-même se trouve sous la dépendance de l'altération nerveuse que nous venons d'étudier tout à l'heure; il est clair qu'un tissu musculaire en dégénérescence graisseuse, comme celui que nous avons trouvé sur notre malade, est privé de ses fonctions d'une façon complète et absolue, puisque ce tissu musculaire lui-même est détruit et n'existe plus.

Cela dit sur l'état anatomique et fonctionnel des différents organes du membre malade, voyons quelle intervention le chirurgien pouvait, suivant une saine thérapeutique, se permettre d'entreprendre.

III.

Dans la première partie de ce travail, nous avons déjà éliminé à l'avance les divers modes d'intervention locale au niveau de la fracture; mais cette non-application des différents traitements de la pseudarthrose devait évidemment être justifiée par des faits. Or, ces faits quels étaient-ils? On a vu, dans l'histoire du malade, que la paralysie de la jambe et d'une partie de la cuisse avait été constatée, paralysie qui, sans nul doute, était sous la dépendance d'une lésion du nerf sciatique. Mais, cette lésion nerveuse, quelle était-elle, et jusqu'à quel point pouvait-on se permettre, soit d'agir directement sur la pseudarthrose, soit de recourir à un moyen plus radical, je veux parler de l'amputation?

Évidemment, il y a eu interruption de continuité de l'influx nerveux, interruption qui pouvait être occasionnée aussi bien par une solution complète que par une simple contusion du nerf. S'il y avait eu simple contusion ou encore compression du nerf par les fragments, les accidents auraient été passagers. En effet, en l'interrogeant minutieusement, le malade dit bien avoir senti une forte douleur au moment de l'accident, douleur suivie de fourmillements dans la partie inférieure du membre pendant les trois premières semaines. Mais, qu'il y ait eu compression ou contusion, la cicatrisation aurait dû se faire au bout d'un certain temps, et les fonctions du membre redevenir intactes.

Au contraire, depuis treize mois que l'accident est arrivé, le malade n'a pu encore se servir de son membre, lequel est complétement paralysé, et dont la sensibilité est totalement disparue. En un mot, toutes les parties innervées par le nerf grand sciatique, c'est-à-dire les muscles de la partie postérieure de la cuisse et ceux de la jambe, ainsi que la peau de toute la partie inférieure du membre à l'exception du côté interne, sont privées soit de motilité, soit de sensibilité. De plus, il est un point très-important à noter, c'est que cet état d'insensibilité tactile et d'inactivité fonctionnelle dure déjà depuis treize mois. Or, personne n'ignore que des muscles qui n'ont plus fonctionné depuis plusieurs mois ont beaucoup de chances pour être totalement dégénérés, même lorsque les nerfs sont intacts : à plus forte raison doivent-ils être altérés, alors que l'influx nerveux ne se fait plus.

Il est donc évident que dans un pareil état, même les deux bouts du nerf sciatique ayant été suturés, ni le bout phériphérique, ni les muscles sous sa dépendance n'eussent recouvré leurs fonctions. Aussi, cette manière d'intervenir a-t-elle été écartée immédiatement. Il ne restait plus alors qu'un seul moyen de rendre au malade sa liberté d'action, c'était de le débarrasser du membre devenu inutile : l'amputation, proposée, fut en effet très-facilement acceptée par le malade.

J'ai parlé à l'instant de suture nerveuse; on comprendra facilement que si l'on a pu songer un instant à pratiquer cette opération, on a dû y renoncer encore plus vite, en raison du temps écoulé depuis le moment de l'accident, et de l'état anatomique et fonctionnel des nerfs et muscles sous-jacents.

Comme aussi, il ne viendra à l'idée de personne de prétendre que la non-consolidation de la fracture fût sous la dépendance de la lésion nerveuse. Les parties molles interposées entre les deux fragments osseux sont suffisantes, ce me semble, pour expliquer la persistance de la mobilité des deux parties du fémur : ceci soit dit pour être complet, et afin d'éviter toute objection à l'égard du traitement que nous allons maintenant exposer.

Comment devait-on pratiquer l'amputation? La fracture siégeant au tiers supérieur de la cuisse, il semblait, au premier abord, que ce fût là le lieu d'élection pour l'amputation; mais en y réfléchissant, il était facile de voir que, dans ce cas, l'ischion servant de point d'appui sur l'appareil prothétique, il devenait assez difficile pour le malade d'opérer la marche, puisque, comme chacun le sait, la projection en avant de l'appareil se fait par un mouvement de rotation du bassin; tout en étant très-disgracieux, ce mouvement est, en outre, extrêmement fatigant pour le malade. M. le professeur Michel a donc pensé qu'il était facile de remédier à cet inconvénient, en pratiquant simplement l'amputation au tiers inférieur de la cuisse. En effet, dans cette occurrence, le fragment inférieur, attiré en haut par les muscles, prenait point d'appui sur l'ischion; de plus, il pouvait être facilement lancé en avant et, par conséquent, mouvoir le membre artificiel, à l'aide des muscles antérieurs de la cuisse restés intacts; il agissait donc, à peu de chose près, comme si la cuisse n'avait pas subi de solution de continuité; de plus, un manchon en toile lacé devait servir à maintenir solidement en contact les deux fragments et contribuer, pour ainsi dire, à ne plus faire qu'un, de ces deux fragments de la cuisse fracturée.

Le résultat répondit pleinement à l'attente, et le malade, une fois guéri de son amputation, put, sans fatigue aucune, se servir de l'appareil prothétique ou cuissard, sur lequel il s'appuyait par l'intermédiaire de son ischion.

NOTE SUR UN CAS

DE

LUXATION DU GENOU EN AVANT

RÉDUCTION

OBSERVÉ A LA CLINIQUE CHIRURGICALE DE NANCY

La femme X...., âgée de 38 ans, est d'une bonne santé habituelle; elle est mère de trois enfants qui tous se portent bien; pas d'antécédents rhumatismaux ou autres. Le 28 mai dernier, vers dix heures du matin, en voulant monter un escalier, elle reçut sur la partie inférieure du fémur droit une grosse bâche qu'on avait laissée tomber d'un étage supérieur; malgré le cri d'avertissement qu'on lui lança, cette femme ne put se garer, et reçut le choc sans qu'elle pût dire dans quelle situation se trouvait son membre inférieur au moment où elle fut frappée; elle perdit connaissance immédiatement, et ne reprit ses sens que plus tard, grâce aux soins d'un médecin appelé aussitôt après l'accident. On la transporta à l'hôpital Saint-Léon. En l'absence de M. le professeur Michel, je fus appelé par l'interne de garde; je vis donc la malade environ quatre heures après l'accident. Voici ce que je constatai :

La malade portait une petite plaie superficielle à la région frontale du côté droit, avec légère ecchymose de la paupière supérieure du même côté; une autre petite plaie, n'intéressant que la peau, siégeait à la lèvre supérieure gauche. La lésion principale était au niveau du genou droit. En effet, à la simple inspection, il était facile de voir que le genou était déformé, un peu aplati transversalement ; la peau très-relâchée formait un pli semi-lunaire à concavité inférieure, au-dessus de la partie supérieure de la rotule ; latéralement, on voyait une augmentation très-notable des diamètres antéro-postérieurs. La jambe était un peu déviée en dedans ; la cuisse du côté malade paraît plus courte que celle du côté opposé ; une ligne, menée du grand trochanter à la malléole externe, donne 7 centimètres de moins pour le membre malade que pour le membre sain.

A la palpation, je constate les faits suivants :

Au niveau de l'interligne articulaire, à la partie antérieure du genou, on sent la rotule mobile, flottante, mais ayant gardé sa direction normale ; au-dessous d'elle, du côté du fémur, est un vide énorme dont on n'arrive pas à sentir le bas-fond en déprimant les parties molles ; vers la partie supérieure de la jambe, au contraire, on sent manifestement une saillie très-forte, qu'on reconnaît facilement pour être constituée par les plateaux articulaires du tibia ; la mobilité de la rotule permet aisément d'appliquer sa surface articulaire sur les plateaux du tibia. A la face interne du genou, au-dessous du tibia, on sent, en bas et en arrière, la saillie du condyle interne du fémur qui proémine plus de ce côté que le tibia ; au côté externe, c'est la saillie tibio-péronière qui est la plus forte ; au-dessus de la tête du péroné, on perçoit manifestement la masse du biceps relâchée et comme plissée par le rapprochement de ses deux points d'insertion. Enfin, à la face postérieure du genou, le creux poplité a complétement disparu ; il est comblé par la saillie anormale des condyles fémoraux, dont les reliefs sont facilement perceptibles avec les doigts.

Si l'on essaye de faire exécuter un mouvement de flexion à l'articulation, on voit que cela est complétement impossible, et que ces essais sont très-douloureux pour la malade ; les mouvements latéraux sont plus faciles, mais non moins douloureux.

Malgré de minutieuses recherches, je ne puis arriver à découvrir le paquet vasculo-nerveux dans le creux poplité ; les battements artériels sont supprimés à cet endroit, ainsi qu'au niveau de la pédieuse et de la tibiale postérieure ; la jambe est spontanément le siége de douleurs et de fourmillements très-intenses, qui font beaucoup souffrir la malade. De plus, le moindre attouchement, pour explorer la sensibilité de la jambe, fait immédiatement jeter des cris de douleur à la malade; toute cette partie du membre inférieur est donc le siége d'une hyperesthésie très-notable, qu'il faut évidemment rapporter à une compression nerveuse dans le creux du jarret, et à une distension des rameaux nerveux passant dans les environs de l'articulation lésée.

En présence de tous ces symptômes, je n'hésitai pas un instant à porter le diagnostic de luxation en avant de l'articulation du genou, c'est-à-dire luxation du tibia sur le fémur; je résolus de pratiquer immédiatement la réduction, en présence de MM. Ganzinotti et Goubaut, internes du service, et de quelques élèves.

Pour cela, la malade fut chloroformée; un lien, passé dans le pli génito-crural, servit à pratiquer la contre-extension, pendant qu'une traction sur le pied et la partie inférieure de la jambe devait fournir l'extension; je me chargeai de la coaptation. Dans ce but, empoignant des deux mains chaque côté de l'articulation du genou, j'essayai avec les quatre derniers doigts de prendre un point d'appui sur les condyles fémoraux, pendant qu'avec les deux pouces je tâchais de ramener de haut en bas et d'avant en arrière la partie supérieure du tibia; cet effort, assez considérable, puisqu'il était encore combiné avec l'extension et la contre-extension, ne donna aucun résultat. Recommençant alors la même manœuvre, je chargeai un troisième aide de pratiquer en même temps une légère flexion du genou; ce mouvement était à peine accompli, qu'au même instant le tibia, glissant de haut en bas et d'avant en arrière, vint se mettre en contact avec les surfaces correspondantes du fémur; la luxation était réduite. Les mouvements de flexion devinrent de nouveau possibles; les battements artériels reparurent au niveau de la pédieuse et de la tibiale postérieure. On sentait le creux poplité rempli encore par une masse assez dure, mais qui n'était plus de beaucoup aussi considérable que celle qui l'occupait avant la réduction; la rotule frottait maintenant sur les condyles fémoraux et ne pouvait plus être déplacée d'avant en arrière. Ne voulant pas pousser plus loin mes recherches de ce côté, j'appliquai immédiatement une gouttière plâtrée qui immobilisa tout le membre inférieur, depuis la moitié de la cuisse jusqu'au pied.

Un léger gonflement persista pendant deux jours au niveau du genou lésé, puis disparut. Pendant ce temps, pas la moindre douleur, ni spontanée, ni provoquée par la pression sur la rotule ou les parties latérales de l'articulation ; les douleurs de la jambe disparurent dès le premier jour, car la malade, aussitôt qu'elle fut remise de la chloroformisation, ne les accusait déjà plus.

Après quinze jours d'immobilisation, le membre est sorti de sa gouttière, et soumis à des mouvements alternatifs de flexion et d'extension ; ces mouvements, quoique modérés, provoquent cependant de très-fortes douleurs chez la malade. A ce moment, on sent de nouveau dans le creux poplité, la tumeur que j'avais sentie, moins distinctement, il est vrai, aussitôt après la réduction; cette saillie est assez profondément située, dure, peu large de haut en bas, mais étendue transversalement dans presque toute la partie moyenne du creux poplité; très-apparente lorsque le genou est étendu, elle disparaît en avant à mesure qu'on fléchit le tibia sur le fémur; il n'est pas douteux que cette saillie représente tout simplement l'angle postérieur du plateau tibial arraché avec les insertions des ligaments postérieurs de l'articulation. Cette saillie gênera-t-elle ultérieurement la fonction du genou ? La chose est peu probable.

Quoi qu'il en soit, la malade quitte l'hôpital huit jours après la mobilisation de l'article, trois semaines après la réduction ; les douleurs que causent les mouvements provoqués de flexion et d'extension, et faits en vue de rendre à l'articulation toute sa liberté, ces douleurs sont tellement intenses que la malade refuse absolument de s'y soumettre. Depuis ce moment, je n'ai plus eu l'occasion de la revoir.

Réflexions. — Les luxations du genou, on le sait, sont assez rares, et parmi elles, la luxation du tibia en avant, dont je viens de rapporter un cas, est encore la plus fréquente. Aussi ne m'arrêterai-je pasà toutes les particularités que présente cette observation; ce genre de lésions du genou est aujourd'hui assez bien connu et étudié, grâce aux observations relativement nombreuses qui ont été publiées jusqu'à ce jour.

Un point mérite cependant d'attirer l'attention : je veux parler du mode de réduction. La luxation que j'ai observée est une luxation complète en avant, cela est incontestable ; la facilité de sentir les plateaux du tibia en avant, les condyles fémoraux en arrière, le raccourcissement de 7 centimètres du membre luxé, en sont des signes certains. Or, les auteurs, pour la réduction des luxations complètes en avant, recommandent deux procédés : l'un consiste simplement à tirer suffisamment et en sens inverse sur la jambe et la cuisse, pour arriver à mettre de niveau les deux surfaces articulaires, puis à les coapter ; le deuxième *modus faciendi* consiste à fléchir brusquement la jambe sur la cuisse ; la coaptation, paraît-il, se fait alors facilement. Chez ma malade, la traction à elle seule n'a pas suffi pour produire la réduction, et j'ai été obligé d'y ajouter la flexion, en même temps que je repoussais en sens inverse les deux surfaces articulaires. Ce procédé n'est pas plus compliqué que celui qui consiste à employer isolément, soit les contractions seules, soit seulement la flexion. Je crois même, vu la facilité avec laquelle ma luxation s'est réduite, qu'il suffirait, pendant l'extension et la contre-extension, de soulever avec une main le creux poplité, pour voir aussitôt les surfaces se mettre en contact ; la manœuvre serait certainement plus simple, et l'on ne risquerait pas de contusionner les téguments en les pressant sur des saillies osseuses ; la chose est donc digne d'être expérimentée.

Quant au fragment osseux arraché du tibia et formant tumeur dans le creux poplité, pourra-t-il gêner ultérieurement les mouvements de l'articulation ? Cette complication des fractures, chacun le sait, est assez fréquente ; cependant, dans le cas particulier, en raison de la laxité des parties molles environnantes, il est assez peu probable que les vaisseaux ou les nerfs soient comprimés ; de plus, le fragment détaché commence déjà à se consolider ; les mouvements de flexion, on l'a vu, sont faciles ; donc, du côté de la fonction de l'articulation, il ne se présente pas non plus une crainte sérieuse de complication.

CONSIDÉRATIONS

SUR CERTAINES

PLAIES DE LA RÉGION SUS-HYOÏDIENNE

Quelques régions présentent contre les traumatismes qui peuvent les affecter une innocuité remarquable, et cela d'autant plus qu'on y trouve souvent, ou dans leur voisinage, des organes assez importants, tels qu'artères, nerfs, etc.

Sous ce rapport, la région sus-hyoïdienne est particulièrement favorisée, en ce que d'abord les plaies qui peuvent l'affecter guérissent avec une certaine facilité, et qu'ensuite les désordres consécutifs sont peu considérables ; et pourtant, nous trouvons là l'artère linguale avec la veine de ce nom, puis l'anse de l'hypoglosse qui va se terminer un peu plus loin ; enfin, en arrière et au-dessus, la glande sous-maxillaire occupe une place importante, tandis que vers la ligne médiane les glandes sublinguales se logent immédiatement sous la muqueuse du plancher buccal. Ce plancher, comme on le sait, est lui-même formé par les muscles digastriques, mylo et génio-hyoïdiens, génio-glosses, et les deux hyo-glosses ; à la limite postérieure de la région, passent l'artère et la veine faciales. Cette énumération des principaux organes n'est pas faite, on le voit, pour donner une idée nette de leur disposition réciproque dans la région sus-hyoïdienne ; ce n'est point là notre but.

Supposant la topographie de la région connue, nous essayerons seulement de faire ressortir l'innocuité et la bénignité relatives des plaies de cette région, et principalement sinon exclusivement des plaies par instruments piquants, ou à la fois piquants et contondants ; enfin, nous restreindrons encore notre sujet en nous occupant plus spécialement des plaies produites par un instrument venant de dedans en dehors, c'est-à-dire qui, étant entré par la bouche, va ressortir en dessous du menton. L'idée de cette étude nous a été suggérée par l'observation d'un cas de ce genre ; c'est surtout, comme nous tâcherons de le démontrer, dans la disposition anatomique des plans musculaires et dans les rapports des organes vasculo-nerveux et glandulaires de la région avec les muscles, qu'il faut chercher la raison de la bénignité de ce genre de blessures. Les quelques recherches cadavériques que nous avons faites à ce sujet nous ont confirmé dans cette idée ; nous les rapporterons plus loin, et nous essayerons d'en tirer quelques conclusions que, jusqu'ici, les auteurs ne nous semblent pas avoir fait suffisamment ressortir.

Voyons d'abord l'histoire de la malade que nous avons eu l'occasion d'observer.

Il s'agit d'une petite fille âgée de trois ans, qui, promenée dans une voiture, voulut sauter à terre en tenant à la main un de ces crochets en bois dont se servent les femmes pour tricoter des ouvrages en laine; ce crochet mesure à peu près $0^{m},25$ de long, sur $0^{m},006$ de diamètre ; l'hameçon dont est garnie l'une de ses extrémités a près de 6 à 7 millimètres ; l'extrémité opposée est simplement garnie d'un bouton. L'enfant tomba si malheureusement, que la pointe du crochet, tournée vers sa figure, lui entra dans la bouche, et, pénétrant dans le plancher buccal, alla se loger au-dessous de la langue du côté gauche du frein, et si profondément qu'on sentait la saillie de la pointe dans la région sous-maxillaire du même côté, tout près de l'angle de la mâchoire.

Un médecin, à qui l'on amena l'enfant, manquant d'aides, essaya, mais sans succès, de pratiquer l'arrachement du corps étranger ; il envoie aussitôt la petite blessée à l'hôpital Saint-Léon.

Par acquis de conscience, nous essayons à notre tour d'arracher le crochet, mais sans trop insister, et sans déployer aucune force. La partie engagée dans les chairs mesurait une longueur d'à peu près 4 à 5 centimètres. L'impossibilité de cette manœuvre ayant été immédiatement reconnue, nous nous décidons sur-le-champ à enlever le corps étranger par un autre procédé. Pour cela, profitant de la saillie que la pointe de l'instrument faisait sous la peau au-dessous du bord gauche de la mâchoire inférieure, nous résolûmes de l'aller chercher de ce côté. L'enfant est chloroformée; puis, faisant basculer l'extrémité buccale du crochet, nous parvînmes assez facilement à ramener en avant la pointe jusqu'au delà du bord antérieur du muscle masséter, en passant au-dessous de la glande sous-maxillaire.

Une incision longue de 1 centimètre est pratiquée parallèlement et un peu au-dessous du bord de la mâchoire, juste vis-à-vis de l'endroit où la faciale passe sur le maxillaire ; c'est à ce niveau qu'on sent la pointe du crochet qui va nous servir de but en même temps que de guide pour le bistouri. La peau est divisée ainsi que le peaucier et l'aponévrose superficielle ; une artériole assez volumineuse (peut-être la faciale ?), divisée à ce moment, est prise entre les mors d'une pince hémostatique ; les battements de la carotide primitive sont sentis assez loin en dehors de notre champ d'opération ; toujours est-il que la pointe du crochet est, par un mouvement de bascule de l'extrémité opposée, ramenée aussi près que possible du bord de la mâchoire. Guidant alors la pointe du bistouri sur l'index gauche, nous arrivons enfin à sentir le corps étranger sous le couteau ; les tissus divisés, le crochet est poussé dans la plaie, et sa pointe vient aussitôt faire une forte saillie à l'extérieur ; on n'oubliera pas que pendant ces différentes manœuvres, nous repoussions continuellement en haut la glande sous-maxillaire, qui, de cette façon ne fut aucunement lésée. Aussitôt que la pointe du crochet eut fait saillie par la plaie du cou, nous coupâmes le corps étranger au ras des lèvres, et la partie restant dans les chairs pût être assez facilement retirée par l'ouverture qui venait d'être pratiquée.

L'artériole divisée pendant l'opération fut liée avec un fil ordinaire ; puis, après quelques moments d'attente, l'hémostase nous semblant suffisamment assurée, nous nous contentâmes simplement d'appliquer un morceau de silk recouvert d'ouate sur la plaie que nous venions de faire au cou.

Il est à noter que pas la moindre goutte de sang ne s'était

écoulée par la plaie intrabuccale ; celle-ci, au contraire, revenue sur elle-même, ressemblait à une petite éraillure de la muqueuse, longue à peine de 4 ou 5 millimètres et siégeant à une distance de 1 demi-centimètre à peu près sur le côté gauche du frein de la langue.

Les suites de cet accident furent des plus simples.

La première nuit fut très-bonne, et les jours suivants on se contenta de renouveler une fois par jour seulement le pansement qui n'était presque pas taché de pus ; le troisième jour, il se produisit un peu de gonflement dans la profondeur et autour de la plaie cutanée ; la suppuration devint un peu plus abondante ; l'enfant était plus agitée, un peu maussade ; mais le tout se dissipa au bout de trois à quatre jours, et le dixième jour la plaie opératoire était à peu près complétement guérie. Il est bon d'ajouter que la plaie accidentelle du plancher buccal s'était réunie par première intention, et qu'au bout de trois à quatre jours il était impossible de découvrir l'endroit par où le corps étranger avait pénétré.

Disons encore qu'ultérieurement il ne fut observé aucun accident, soit de paralysie, soit de gêne de la déglutition, soit encore de salivation, etc. ; il était évident qu'aucun organe important n'avait été lésé.

Tout d'abord, les auteurs ne sont pas d'accord sur les limites chirurgicales à imposer à la région, principalement quand il s'agit des plans musculaires qui, en avant, composent le plancher buccal. Pour ne citer que l'opinion des principaux auteurs d'anatomie chirurgicale, nous dirons que Blandin considère le plancher de la bouche comme faisant partie de la région sus-hyoïdienne, et décrit ces deux régions sous le nom de glosso-sus-hyoïdienne, tandis que Malgaigne rattache la région sus-hyoïdienne à la langue et la décrit avec cet organe. M. Richet (1), au contraire, la considère comme formant « en partie le plancher de la bouche....., et dans quelques points, en avant et en arrière, par exemple, elle est tapissée par la muqueuse de la bouche et du pharynx ». M. Tillaux (2) n'est pas de cet avis ; pour lui, « la limite entre ces deux régions, le plancher de la bouche et la ré-

(1) Richet, *Traité d'anatomie médico-chirurgicale*, 5e édit., p. 624.
(2) Tillaux, *Traité d'anatomie topographique*, p. 311 et suiv.

gion sus-hyoïdienne...., paraît parfaitement établie par le muscle mylo-hyoïdien, véritable sangle contractile qui ferme en bas la cavité buccale. Cette manière de voir repose sur la considération pathologique suivante : toutes les fois qu'une tumeur se développe dans les organes situés au-dessus du muscle mylo-hyoïdien, elle se porte vers la cavité buccale, et c'est par la bouche que le chirurgien en pratique l'exploration et l'extirpation, s'il y a lieu. Lorsque la tumeur a pour point de départ, au contraire, les organes situés au-dessous de ce muscle, elle fait saillie dans la région sus-hyoïdienne, et c'est de ce côté qu'il convient de l'attaquer. »

Relativement au point de vue auquel nous nous plaçons, nous considérons cette distinction, établie par M. Tillaux, comme peu importante ; qu'il nous suffise de comprendre que, dans l'angle formé par l'écartement des deux branches horizontales du maxillaire inférieur, s'étend une espèce de sangle composée de la peau, d'une aponévrose superficielle, et surtout de muscles allant de l'os hyoïde au maxillaire inférieur et à la langue, et dont les interstices ou les plans sont sillonnés par quelques artères et nerfs; qu'enfin des glandes salivaires assez importantes siégent soit au-dessus, soit au-dessous de cette sangle musculaire.

Ces quelques considérations anatomiques tout à fait générales nous suffiront pour comprendre le chemin que parcourra un instrument ou un corps étranger perforant de dedans en dehors, c'est-à-dire de haut en bas, la paroi buccale inférieure.

Un autre fait justifie encore le point de vue spécial auquel nous nous plaçons dans cette étude : c'est qu'un instrument vulnérant poussé au hasard de dehors en dedans ou de bas en haut, peut parfaitement ne pas prendre la direction verticale, et aller s'implanter en arrière dans le pharynx ou ailleurs, en glissant sur l'aponévrose superficielle ; ce trajet oblique pourra s'accomplir alors même que la peau aura déjà été perforée, l'aponévrose, toutefois, restant intacte; tandis qu'au contraire, un corps piquant, une pointe, poussés de haut en bas sans direction déterminée, suivront, une fois la muqueuse perforée, une route toujours à peu près la même, ainsi que nous le ferons voir plus loin. C'est là, croyons-nous, un point qui, jusqu'ici, n'a pas été signalé, et sur lequel nous désirons appeler l'attention.

M. Tillaux, cependant, est le seul qui, dans son *Anatomie topographique,* signale la possibilité du genre de plaies que nous avons observé, quand il dit : « Dans l'attitude normale, la région sus-hyoïdienne se trouve en quelque sorte protégée et masquée par la saillie de la mâchoire inférieure ; ce qui rend compte de la rareté des plaies qu'on y observe; pour produire ces plaies, l'instrument devrait être tenu verticalement et pénétrerait alors dans la cavité buccale. On a utilisé en médecine opératoire ce rapport avec la bouche pour y introduire, par la région sus-hyoïdienne, des instruments, tels qu'une chaîne d'écraseur, par exemple, dans le but d'extirper un cancer de la langue. Si la tête était dans l'extension et que le corps vulnérant agît horizontalement, ce dernier pourrait pénétrer dans le pharynx et intéresser l'épiglotte. » Ces deux dernières phrases s'appliquent évidemment à des plaies faites de l'extérieur à l'intérieur.

Les auteurs n'insistent pas généralement sur les plaies de la région sus-hyoïdienne, attendu que, d'une part, ils confondent le plus souvent cette région avec celle du cou ou avec celle de la langue, et que, d'autre part, les traumatismes du plancher buccal sont complétement passés sous silence. Dans les auteurs classiques que nous avons consultés, nous n'avons trouvé aucune indication particulière sur les plaies de la région sus-hyoïdienne ; à plus forte raison, ne parle-t-on pas des plaies faites de dedans en dehors.

En présence de ce manque absolu de faits pathologiques, nous avons pensé qu'il serait intéressant de recourir à l'expérimentation cadavérique et de voir ce que les traumatismes par instruments piquants présentent de particulier à la région dont nous parlons. Pour cela, nous nous sommes constamment servis d'une tige de fer mesurant près de $0^{m},005$ d'épaisseur, et se terminant par une pointe légèrement émoussée ; cette tige introduite dans la cavité buccale sur un des côtés du frein de la langue, était poussée au hasard jusqu'à ce qu'elle fût arrivée sous la peau du plancher buccal. Voici ce que la dissection nous a révélé dans les divers cas que nous avons examinés :

Première expérience. — Le corps étranger, enfoncé à gauche du frein de la langue, est venu ressortir à environ 1 demi-centimètre du bord de la mâchoire, vers le bord antérieur de la glande sous-maxillaire; il a glissé entre le muscle hyo-glosse situé au-dessous de lui et le mylo-hyoïdien situé au-dessus, sans léser leurs fibres; l'artère linguale et le nerf grand hypoglosse, situés en avant de lui, en sont distants d'au moins 1 centimètre. La glande sous-maxillaire, située en arrière, n'a pas été touchée.

Deuxième expérience. — La pointe de l'instrument est enfoncée à droite du frein de la langue, et vient ressortir à environ 2 centimètres et demi du bord de la mâchoire, au niveau de l'angle formé par le digastrique et le bord postérieur du mylo-hyoïdien, dont il a séparé quelques fibres à son point de sortie; jusque-là, il avait glissé entre ce muscle et l'hyo-glosse. L'artère linguale et le nerf hypoglosse sont situés à 1 centimètre en arrière de lui.

Troisième expérience. — L'entrée a lieu à droite du frein; la sortie de la pointe se fait du même côté, au-dessous de l'anse du grand hypoglosse, un peu avant que ce nerf ait rejoint l'artère linguale; l'instrument vulnérant a glissé entre le génio-glosse et le mylo-hyoïdien, et est resté séparé de l'artère linguale par l'épaisseur du muscle hyo-glosse. Sur cette pièce, le larynx et la glande sous-maxillaire avaient été préalablement enlevés.

Quatrième expérience. — Sur la même pièce (le larynx était enlevé, mais la glande sous-maxillaire est restée en place), on opère du côté gauche d'une façon identique. L'entrée de la pointe se trouve sur le plancher buccal, à au moins 2 centimètres en arrière du filet lingual; cette même pointe est venue ressortir au-dessous du bord inférieur des muscles digastrique et mylo-hyoïdien, après avoir glissé entre ce dernier muscle et l'hyo-glosse; l'artère linguale est située immédiatement en avant du corps étranger, lequel est resté à presque 1 centimètre au-dessus de l'anse de l'hypoglosse.

Cinquième expérience. — (Sur le sujet qui a servi à cette expérience et à la suivante, les artères avaient été préalablement injectées.) Après avoir pénétré à gauche du frein de la langue, l'instrument est venu ressortir du même côté dans l'épaisseur même du muscle mylo-hyoïdien dont il a écarté quelques fibres; il est distant de près de 12 millimètres du bord du maxillaire, et situé entre la glande sous-maxillaire en arrière, l'artère linguale et le nerf grand hypoglosse en avant et au-dessous de lui; à ce niveau, le cordon vasculo-nerveux est déjà situé au-dessous du muscle mylo-hyoïdien.

Sixième expérience. — L'instrument pénètre dans le plancher buccal à droite du frein et, cette fois, vient ressortir immédiatement entre le bord inférieur de la mâchoire et le bord supérieur de la glande sous-maxillaire ; le bord postéro-externe du mylo-hyoïdien est juste en avant de lui ; l'artère linguale est située à la même distance. L'artère faciale, qui faisait à son passage sur le bord du maxillaire une forte inflexion en avant (vieillard), est immédiatement située contre la pointe et n'est nullement lésée.

De ces quelques expériences, il résulte ce fait qu'un instrument pénétrant sur un des côtés du frein de la langue, suit une direction à peu près toujours la même, direction qui lui est tracée par les muscles, dans l'interstice desquels il passe. Au cas particulier, le corps étranger glisse toujours sur le côté externe des génio-hyoïdien et génio-glosse, qui lui forment une espèce de plan résistant, soutenu encore par l'aponévrose allant de l'os hyoïde à la langue et à la mâchoire inférieure, et formant à cet endroit une sorte de raphé médian. D'autre part, le point de sortie ou d'émergence de l'instrument n'est pas moins constant, et presque toujours, il a lieu au côté postéro-externe du mylo-hyoïdien, entre ce bord et le génio-glosse. Les artères, nerfs et glandes de la région ont été constamment épargnés, et l'instrument, comme on l'a vu, restait toujours à une certaine distance de ces organes ; ce qu'il faut certainement attribuer en grande partie à leur mobilité relativement assez grande dans cette région.

Tel est le cas pour des instruments mousses qui agissent cependant comme des instruments piquants, c'est-à-dire, en écartant les tissus et non en les déchirant, comme des crochets en bois, des tiges de fer, etc. ; il est évident, au contraire, qu'une pointe bien acérée aura moins de chances de glisser sur un plan musculaire, et pourra bien plus facilement s'engager dans l'épaisseur des fibres ; les artères, nerfs et glandes seront aussi, dans ce cas, moins épargnés ; enfin, la direction d'un tel instrument est bien souvent déterminée par la volonté du chirurgien, puisque c'est principalement pour faire passer une chaîne d'écraseur qu'on enfonce de fortes aiguilles dans le plancher buccal.

En somme, les instruments à la fois piquants et contondants occasionnant de dedans en dehors un traumatisme dans la région sus-hyoïdienne, offrent comme particularités intéressantes, d'abord un trajet à peu près constant, et ensuite une innocuité relative assez complète par rapport aux artères, nerfs et glandes qui siégent dans cette région.

Ces points observés principalement sur le cadavre, semblent être la reproduction assez exacte de ce qui s'est passé dans le cas pathologique qu'il nous a été donné d'observer ; il est évident que, sur le vivant, les conditions ne doivent pas être absolument les mêmes que sur le cadavre. Il serait peut-être hasardé de dire dans quel sens se produisent les modifications provenant de la contraction musculaire ou de tout autre facteur ; dans tous les cas, nous croyons bon de ne pas conclure prématurément, nous basant sur l'impossibilité qu'il y a d'assimiler complétement les expériences cadavériques aux faits pathologiques, trop peu nombreux encore pour permettre de formuler à cet égard des données certaines.

CONSIDÉRATIONS

SUR CERTAINES

PLAIES ARTÉRIELLES

ET SUR LEUR TRAITEMENT

PAR

M. le Dr ROHMER

CHEF DE CLINIQUE CHIRURGICALE A LA FACULTÉ DE MÉDECINE DE NANCY

(Travail lu à la Société de médecine le 27 juillet 1881.)

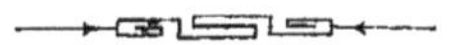

Les chirurgiens admettent généralement aujourd'hui que dans toute plaie artérielle produisant un écoulement sanguin un peu important, il faut, pour arrêter l'hémorrhagie, lier le vaisseau divisé. Sans doute, dans certains cas, des moyens plus bénins et moins terribles en apparence que la ligature, ont pu être efficaces contre l'écoulement artériel, et même oblitérer des vaisseaux d'un calibre assez respectable; c'est ainsi qu'on a pu, en effet, obtenir des succès avec différents agents hémostatiques, tels que les absorbants, les réfrigérants, les styptiques, les astringents; mais si le plus souvent ces agents sont seulement insuffisants, la plupart du temps, il faut le dire, ils sont encore dangereux; j'ai à peine besoin de rappeler l'emploi abusif qu'on a fait du perchlorure de fer. On peut en dire presque autant de la cautérisation soit actuelle, soit potentielle, qui, si elle est efficace contre une hémorrhagie des capillaires ou une hémorrhagie en nappe, n'a jamais été capable d'empêcher l'écoulement sanguin se faisant par une artériole d'un calibre tant soit peu notable; la clinique nous fournit sur ce point des preuves journalières.

Au contraire, d'autres procédés, tels que la torsion, l'acupressure, la forcipressure, ont une action bien plus certaine, et, en outre, exposent moins à des mécomptes ultérieurs. Mais le procédé qui l'emporte sur tous les autres, celui qui est l'hémostatique à la fois le plus simple et le plus sûr, c'est assurément la ligature.

L'application du lien constricteur, abstraction faite de la nature du fil, peut se faire soit dans la plaie même sur les bouts de l'artère divisée, soit encore à une certaine distance de cette plaie, sur la continuité même du vaisseau lésé; cette dernière manière de faire, conseillée par Anel et fortement vantée par Dupuytren, est cependant moins employée que la première; car, outre qu'elle force le chirurgien à faire une nouvelle plaie, elle expose encore aux hémorrhagies secondaires, soit par la plaie artérielle primitive lorsque la circulation collatérale s'est rétablie, soit à la chute du fil par la plaie faite par le chirurgien pour isoler et lier le vaisseau artériel. C'est donc à la ligature dans la plaie même que l'on devra avoir le plus généralement recours; c'est elle, en effet, qui, de l'avis de tous les chirurgiens, est considérée comme l'opération la plus bénigne; car dans certains cas, la solution de continuité accidentelle suffit pour saisir l'artère divisée; dans d'autres, au contraire, si l'exiguïté de la plaie empêche la manœuvre opératoire, un débridement plus ou moins large n'augmente pas sensiblement la gravité première de la blessure. Je n'en veux pour preuve, entre mille exemples qu'il serait facile de trouver dans les auteurs, que le fait suivant observé à la clinique de M. le professeur agrégé Weiss :

Le 31 avril 1881, à 4 heures du soir, pendant la contre-visite, est apporté, à l'hôpital Saint-Léon, un garçon boucher qui, ayant voulu dépecer une pièce de viande, laissa la pointe du couteau s'échapper et lui blesser la cuisse, en entrant obliquement de dehors en dedans et un peu de haut en bas à la base du triangle de Scarpa, juste au-dessous du ligament crural, et sur le trajet de l'artère fémorale.

Une heure après l'accident, je constate un gonflement assez notable de la région, gonflement s'étendant sur 6 ou 7 centimètres de diamètre en tous sens, assez profond et un peu diffus. Par la plaie de 2 centimètres de long environ s'écoule, en bavant et d'une façon continue, un sang rutilant analogue au sang artériel. Aussitôt me vint l'idée de plaie de l'artère crurale, ou au moins de l'une de ses collatérales, telle que la honteuse externe à ce niveau, me basant sur ce fait, très-net chez mon malade, que la compression sur l'iliaque externe, au-dessus du ligament de Fallope, arrêtait complétement l'écoulement de sang, tandis que la compression de l'artère au-dessous le redoublait; jamais cependant je n'obtins de jet de sang. Jugeant dans ce cas nécessaire une intervention plus prompte et surtout plus énergique que la simple compression soit dans la plaie, soit sur l'artère au-dessus de la lésion, je fis prier M. le professeur agrégé Weiss de venir voir le malade : j'étais, je dois le dire, poussé, surtout dans ce cas, par la crainte des accidents ultérieurs, phlegmon, hémorrhagie consécutive et peut-être anévrysme diffus; ces éventualités pouvaient se produire, que la plaie siégeât sur la fémorale ou sur une de ses collatérales. M. Weiss, après examen attentif du malade, partagea ma manière de voir et jugea l'intervention nécessaire. Aussitôt, agrandissant l'ouverture, il tomba immédiatement sur une cavité grosse comme un petit œuf de poule et complétement remplie déjà de caillots sanguins; ceux-ci enlevés, on tomba, après une recherche assez pénible, sur l'artère divisée, qui n'était autre que la honteuse externe, mais coupée à peine à 1 centimètre de son émergence de la fémorale; elle fut liée, la plaie fut abandonnée à une guérison spontanée, pansée simplement à plat, selon les préceptes de M. Verneuil pour son pansement humide, et dix jours après, le malade était complétement guéri sans accidents.

On voit que dans ce cas la lésion était, si je puis dire, très-nette; que si l'on pouvait hésiter entre une blessure de la crurale ou de l'une de ses collatérales, il était toutefois certain que l'on avait affaire à une artère divisée; la compression au-dessus et au-dessous de la plaie suffit pour trancher la question. Mais un facteur nouveau intervint ici, qui devait fortement aider pour induire en erreur le chirurgien, si attentif fût-il. En effet, ce gonflement de la région environnant la plaie, et constitué, comme l'a prouvé la dissection opératoire, par une masse assez notable de caillots, ce gonflement, dis-je, n'est pas habituel dans les cas de blessure d'artères de petit calibre comme l'est la honteuse externe; la fémorale semblait donc plutôt intéressée. Donc, en allant droit à la source de l'écoulement sanguin, on s'éclairait sur le lieu de sa provenance, en même temps qu'on assurait l'hémostase parfaite et qu'on évitait les accidents ultérieurs, parmi lesquels le phlegmon et peut-être l'anévrysme diffus consécutif n'auraient point fait défaut.

Mais si l'intervention paraît toujours aussi nettement indiquée, c'est à la condition essentielle que le chirurgien soit certain qu'il a affaire à une plaie artérielle. Que si dans le fait précédemment cité le diagnostic de plaie artérielle a pu être posé avec assez de rigueur malgré l'absence de jets sanguins isochrones au pouls (on sait que, dans la plupart des cas, l'on est autorisé à regarder ce jet comme la caractéristique d'une lésion des artères), cependant en toutes circonstances ce diagnostic n'est pas si facile, et il faut appeler à son aide toutes les considérations possibles, telles que les commémoratifs, la structure anatomique de la région, etc., pour assurer au chirurgien la certitude de son diagnostic.

Le fait suivant me semble, sous ce rapport, très-probant; j'ai eu l'occasion de l'observer à la clinique du professeur Gross; comme il présente plusieurs particularités assez intéressantes, je me permettrai de le rapporter avec quelques détails:

Le 1er mai 1881, le nommé Ph... E..., âgé de 24 ans, dans une rixe, fut atteint d'un coup de couteau dont la pointe pénétra dans l'avant-bras gauche, à sa face dorsale, à 3 centimètres à peu près au-dessus de l'apophyse styloïde du radius, sur le prolongement d'une ligne qui se continuerait directement avec l'axe de l'index en extension. La pointe du couteau, contournant le radius d'arrière en avant et de dehors en dedans, vint perforer la peau au même niveau, mais sur la face palmaire, juste sur le trajet de l'artère radiale. La plaie dorsale, au dire du malade, mesurait près de 1 demi-centimètre de longueur, et était dirigée suivant l'axe de l'avant-bras. Une forte hémorrhagie survint aussitôt par cette plaie; point de jet, le sang coulait en bavant. Le blessé fit un pansement provisoire avec un mouchoir qu'il enroula autour de son avant-bras, et qu'il arrosa toute la nuit avec de l'eau fraîche: l'hémorrhagie n'en continua pas moins; l'accident était arrivé à huit heures du soir. Le malade enleva le lendemain matin ce pansement qui avait provoqué un gonflement de toutes les parties situées au-dessous du lien circulaire. Il n'entre à l'hôpital que 10 jours après l'accident.

Ayant repris son travail quelques jours auparavant, il avait vu trois jours avant son entrée apparaître au niveau de la plaie palmaire, une tumeur qui, pendant un jour seulement, fut animée de battements; en même temps, apparurent des douleurs qui, des plaies et de la tumeur, s'irradiaient le long de la face dorsale du pouce et externe de l'index.

A son entrée à l'hôpital (11 mai), voici ce que l'on constate :

Immédiatement au-dessus de l'apophyse styloïde du radius, sur la face palmaire, entre le bord externe du radius d'un côté, et le tendon du grand palmaire de l'autre, siége une tumeur parfaitement limitée, en forme de cône, dont la base mesure près de 5 centimètres et demi de diamètre, dont le sommet dépasse de près de 2 centimètres et demi le niveau des parties environnantes.

La tumeur, au premier abord, a toutes les apparences d'un énorme furoncle. Mais, en examinant de plus près, on voit que la peau, sur toute la tumeur, est normale ; au niveau de son sommet, où siége la perforation produite par l'instrument vulnérant de dedans en dehors, elle prend une teinte violacée, ecchymotique ; par cette ouverture, de 2 millimètres de diamètre environ, s'écoule à la pression un peu de sang rouge.

Sur la tumeur, pas de chaleur anormale, pas de battements ni de mouvements d'expansion perceptibles ; fluctuation assez prononcée au sommet, où la peau est adhérente ; à sa base, forte tension de la peau ; pas de douleurs spontanées ; la pression et même le simple contact des doigts y provoquent des douleurs assez vives s'irradiant vers le pouce et l'index.

L'exploration de l'artère radiale laisse percevoir encore ses battements au-dessus de la tumeur, et, au-dessous, dans la tabatière anatomique, mais plus faiblement que du côté opposé.

Les piqûres d'une épingle ne sont senties ni sur le pouce ni sur la face externe de l'index, à partir du niveau de la tumeur.

M. le professeur Gross se décide à pratiquer l'opération suivante :

Après application de la bande d'Esmarch et anesthésie du malade, une incision longue de 7 centimètres environ est pratiquée sous la tumeur ; aussitôt s'échappe par la plaie une quantité assez considérable de caillots noirs (50 gr. environ), mais il ne s'écoule pas de sang liquide. Les caillots enlevés laissent voir une cavité creusée en godet, mesurant au moins 3 centimètres suivant tous ses diamètres, et limitée d'un côté par le radius, de l'autre par le tendon du grand palmaire. Un lavage abondant à l'acide phénique met à nu le bout inférieur de l'artère radiale sectionné net et rétracté dans la partie supérieure de la plaie ; pas de caillot visible à l'orifice de l'artère, qui est liée avec un fil de catgut ; le bout inférieur est plus difficile à découvrir et à isoler des parties voisines ; il est lié de la même façon ; la distance existant entre les deux bouts de l'artère était d'au moins 1 centimètre et demi. A sa partie externe, on trouve le nerf radial un peu contusionné et légèrement infiltré de sang, mais sans solution de continuité de ses fibres.

L'hémostase étant assurée après l'enlèvement de la bande d'Esmarch, on suture la partie supérieure de la plaie; celle-ci est remplie par un petit tampon de ouate salicylée, et pansée à l'acide phénique.

Rien de particulier ne se produisit les jours suivants, et, au bout de quinze jours, la cavité était parfaitement comblée par les bourgeons charnus.

Les battements de la radiale se sentent plus facilement maintenant dans la tabatière anatomique.

Deux points importants sont à noter dans cette observation : le *diagnostic* de la lésion, que j'examinerai tout d'abord; puis, le *traitement*, que je discuterai en dernier lieu.

Nous avons affaire à une tumeur conique, bien limitée, donnant à sa base une sensation d'induration plutôt que de mollesse, un peu fluctuante à son sommet, par lequel s'échappe à la pression un peu de sérosité sanguinolente : n'était le commémoratif du coup de couteau à proximité de la lésion, on aurait dit un énorme furoncle développé sur la face antérieure de l'avant-bras; mais de plus, les symptômes inflammatoires faisaient à peu près complétement défaut, et la petite solution de continuité siégeant au sommet de la tumeur ne ressemblait en rien à celle que produit d'habitude l'élimination d'un bourbillon. Avions-nous affaire à une variété d'anévrysmes? Il est bon de noter que nous ne constations dans la tumeur ni battements ni mouvements d'expansion, ni bruits de souffle; donc, il ne s'agissait pas d'un anévrysme vrai, les symptômes objectifs faisant défaut, et aussi le temps nécessaire à la formation. A ce moment et pour les mêmes raisons, nous ne pouvions mettre sur la lésion l'étiquette d'anévrysme faux; la dissection thérapeutique elle-même ne nous révèle nullement la présence d'une membrane pouvant être prise pour le sac de nouvelle formation, et qui dans l'anévrysme faux limite, au bout d'un certain temps, sa cavité hémorrhagique. Et cependant l'étiologie nous révèle qu'un coup de couteau contournant le radius de dehors en dedans, a donné lieu immédiatement à une forte hémorrhagie dont l'écoulement au dehors a été arrêté au bout d'un certain temps, et s'est accumulé en formant une masse assez considérable de caillots au niveau de la lésion artérielle présumée; une plaie de veines n'eût pas donné lieu à une pareille manifestation symptomatique.

Donc, pour ne pas compliquer le diagnostic, et pour s'arrêter à l'idée la plus simple et la plus satisfaisante dans l'explication de la marche et des symptômes observés, l'on pensa devoir conclure à une plaie de l'artère radiale ayant occasionné une hémorrhagie sous-cutanée. Est-ce à dire pour cela que la lésion se fût bornée à ces seuls phénomènes? Évidemment non, et il est plus que probable qu'il fût survenu là soit une inflammation aiguë du foyer, inflammation qui eût provoqué la suppuration de ce dernier, soit une irritation plus modérée qui, ramollissant ces caillots, eût occasionné une nouvelle hémorrhagie par les bouts artériels non oblitérés; et cette fois peut-être aurions-nous pu voir se déclarer tous les symptômes d'un anévrysme faux consécutif.

Mais le point important et sur lequel je désire surtout attirer l'attention, c'est la question du traitement. J'ai dit comment le professeur Gross est intervenu chez son malade; allant franchement et droit au but, je veux dire, à la lésion artérielle, il ouvre la cavité hémorrhagique, vide cette cavité, et lie les deux bouts de l'artère divisée. Je n'insiste pas ici sur la nécessité de lier toujours les deux bouts d'une artère sectionnée, car si, dans la plupart des cas, la nécessité de cette double ligature ne se fait pas sentir d'une façon aussi immédiate qu'à la paume de la main et sur les vaisseaux des régions voisines (radiale, cubitale, etc.), elle est cependant souvent d'une nécessité absolue, surtout lorsqu'il s'agit de la division accidentelle d'artères tant soit peu volumineuses (brachiale, fémorale, etc.) autour desquelles la circulation collatérale peut se rétablir très-rapidement; car la quantité de liquide sanguin charrié dans les réseaux artériels nouvellement développés, est bientôt égale et même supérieure en volume à la masse du liquide qui était fourni auparavant par le calibre de ce vaisseau maintenant oblitéré.

Grâce à cette intervention, on évite à peu près sûrement la production d'une hémorrhagie secondaire, et partant, la formation d'un anévrysme; de plus, on débarrasse la cavité de nouvelle formation de ces caillots, véritables corps étrangers, qui peut-être auraient suppuré et provoqué une hémorrhagie consécutive. Dira-t-on que l'intervention en elle-même est trop hardie, et que si elle a réussi dans cette région radiale si complaisante, elle eût pu avoir des conséquences plus funestes dans une autre région plus compliquée ? A cela je répondrai que les précautions antiseptiques recommandées par Lister avaient été minutieusement observées; que si l'on veut une preuve de plus de la bénignité et de l'opportunité en pareil cas de l'intervention précoce, je me contenterai de rappeler le fait que j'ai cité en premier lieu, et dans lequel les résultats ont été aussi satisfaisants, quoique l'opération se fût imposée dans la région crurale, autrement structurée que ne l'est la région du poignet, et à proximité d'une artère, la fémorale, d'un calibre et d'une importance plus considérables que ne l'est la radiale.

Donc, en résumé, on peut dire qu'en cas de plaies d'artères de moyen et petit calibre, il est urgent d'intervenir le plus rapidement possible, même quand l'écoulement de sang au dehors n'est pas très-notable.

L'intervention la plus utile et la plus efficace sera la ligature dans la plaie.

La cavité remplie de caillots, préparant un anévrysme faux, devra être débarrassée de ces caillots, afin d'éviter la suppuration et de faciliter la recherche des bouts de l'artère sectionnée.

Cette ligature devra se faire toujours sur les deux bouts de l'artère lésée.

Le pansement de Lister favorisera très-efficacement l'accomplissement de ces divers temps opératoires, et surtout évitera les accidents ultérieurs. On pourra même, dans quelques cas, obtenir la réunion par première intention.

DE LA

SUTURE DES TENDONS

Par le Dr ROHMER

CHEF DE CLINIQUE CHIRURGICALE A LA FACULTÉ DE MÉDECINE DE NANCY

La suture des tendons, tour à tour défendue et rejetée par les anciens chirurgiens, semble, en raison des immenses services qu'elle a rendus, devoir être définitivement admise. Elle eut, en effet, un sort bien différent à toutes les époques, depuis Galien jusqu'à Petit (de Lyon), Sédillot, Chassaignac; mais aujourd'hui, cette opération, recommandée par ces grands chirurgiens, doit définitivement avoir sa place dans la science (1).

Approuvée par Galien, la ténorrhaphie fut à peu près complétement négligée jusque vers le XIVe siècle.

A cette époque, Guy de Chauliac (2), s'appuyant sur l'autorité des anciens auteurs et sur quelques faits qu'il avait observés, conseillait la suture.

Deux siècles plus tard, Ambroise Paré (3) cite une observation remarquable de suture des tendons; il recommande cependant de ne pratiquer cette opération que rarement, et il blâme la hardiesse des chirurgiens qui voudraient la tenter trop souvent.

Lamswerdi (4), vers le milieu du siècle dernier, pratiqua la suture des tendons sur des animaux, et les résultats qu'il obtint furent favorables.

Déjà, en 1693, Verduc (5) posait très-nettement dans les lignes

(1) Rouanet, Thèse de Paris, 1875, n° 429.
(2) Guy de Chauliac, *Chirurgie,* 1663-1669.
(3) A. Paré, Œuvres complètes, édit. Malgaigne. Paris, 1841.
(4) *App.* ad *Arm.*, Scultet et Van der Wiell, et Bibl. de Planque. Paris, 1758.
(5) Verduc, *Pathologie chirurg.,* 1693.

suivantes les indications de l'opération : « Il y a deux occasions qui nous obligent à faire la suture des tendons. La première, quand la plaie est récente, et la deuxième, quand elle est cicatrisée. Si la plaie est guérie, le chirurgien la rouvrira adroitement pour découvrir le tendon coupé. Les deux bouts étant trouvés, on coupera les corps calleux le moins qu'on pourra, afin qu'ils puissent se réunir. On fait plier les parties pour les faire rapprocher l'une de l'autre. On ne fait guère la suture qu'aux extenseurs des doigts. On tâche de les coudre avec leurs téguments naturels sous et à la faveur desquels ils sont mieux préservés des atteintes extérieures et se réunissent plus facilement. Il ne faut pas faire de difficulté pour coudre les tendons extenseurs sur les doigts, dans la crainte que l'on pourrait avoir que le fil ne les coupât bientôt à cause de leur délicatesse, puisqu'on sait que cette suture réussit fort bien sur les doigts, même quand on a soin de les tenir dans une situation qui favorise la réunion. On fait passer les deux bouts du tendon l'un sur l'autre, parce que sans cette précaution les bouts s'éloigneraient bientôt à cause des mouvements du muscle. »

Comme complément à ces indications et justifications de l'opération, on peut ajouter ces paroles de Van der Wiell(1) : « Comme l'aiguille passe directement à travers le tendon et que la plaie est assez ouverte pour le passage du pus et pour l'application des médicaments, il n'y a pas grand danger à craindre du côté de la piqûre. Elle n'est pas à craindre surtout si on applique sur-le-champ des remèdes. »

Cependant Heister, J. L. Petit, Sabatier, malgré des succès, préfèrent encore la position lorsque l'on peut se passer de la suture.

Au commencement du XIXe siècle, M. A. Petit, de Lyon (2), tente deux fois la sature tendineuse et obtient deux succès.

Citons les travaux de Mondière, Robert, Sanson, Blandin, Bertherand.

MM. Sédillot, Demarquay, Jobert, Chassaignac, Broca, Anger, Tillaux, Terrier, Duplay, Chauvel, Notta, ont publié des observations très-concluantes de suture des tendons.

Parmi les thèses soutenues sur ce sujet, citons celle de Acher (3), de Bodier (4), de Barbaste (5), de Rouanet (6) et enfin de Rochas (7).

(1) Cornelii Stalpart Van der Wiell *Obs. de med.* Trad. par Planque. Paris, 1789.

(2) M. A. Petit, *Médecine du cœur*. Lyon, 1806.

(3) (4) (5) (6) (7) Thèses de Paris, 1834, 1865, 1873, 1875, 1877.

Enfin, dans ces dernières années, de nombreuses observations ont encore été publiées dans les recueils périodiques ou présentées à la Société de chirurgie; l'opinion est aujourd'hui unanime pour approuver l'intervention, dont les résultats sont rendus aussi parfaits que possible. En effet, grâce aux pansements antiseptiques, toutes chances de suppuration grave sont écartées, la réunion est singulièrement facilitée.

Et cependant, en parcourant, en analysant les faits, l'on rencontre de temps à autre un cas à résultat peu favorable, ou au moins singulièrement atténué par le vague que les auteurs laissent planer sur les faits. Bien souvent, en effet, l'on se contente de dire que la réunion de la plaie s'est *parfaitement effectuée,* mais on oublie de spécifier s'il s'agit de la plaie cutanée ou de la plaie tendineuse. Enfin, l'on a bien soin aussi de passer sous silence le résultat obtenu au point de vue du fonctionnement du tendon et du segment de membre qu'il anime; les cas que nous citerons plus bas viennent à l'appui de ce que nous avançons.

Or, il faut faire, croyons-nous, une distinction radicale entre la suture appliquée aux tendons extenseurs et celle que l'on pratique sur les tendons fléchisseurs; presque toutes les observations publiées ont trait à des cas se rapportant à des sections de tendons extenseurs, cas très-simples, où la suture a toujours donné les résultats désirés; si même il y a eu parfois de la suppuration, la réunion n'a pas tardé à se faire plus tard, et les mouvements du doigt lésé ont été de nouveau récupérés. Le cas suivant, observé à la clinique de M. le professeur Gross, reproduit en tous points les particularités mentionnées par les divers opérateurs; le résultat favorable nettement constaté nous permet de l'ajouter aux nombreux faits antérieurement publiés par les auteurs.

Observation I. — *Section du tendon extenseur du médius droit. Suture. Guérison.* (Observation recueillie par M. Guillemin, interne.)

La nommée Julie H., âgée de 23 ans, était occupée, le 30 juin 1881, à faire un bouquet, lorsqu'un enfant lui lança involontairement un couteau, dont le bout arrondi et tranchant vint la frapper au dos de la main droite, un peu au-dessus de l'articulation métacarpo-phalangienne du médius. Il s'ensuivit une hémorrhagie en nappe qui fut facilement arrêtée par l'immersion de la main dans l'eau froide; mais lorsque la malade voulut remuer son doigt, elle constata que les mouvements étaient absolument impossibles, en même temps que les divers segments du médius étaient inertes et fléchis vers la paume de la main. Le lendemain, tout le bras, à sa face dorsale du moins, était envahi par des traînées rouges; les ganglions épitrochléens et de l'aisselle étaient douloureux.

Le soir (31 juin), à l'entrée de la malade à l'hôpital, on constate :

A 1 centimètre au-dessus de l'articulation métacarpo-phalangienne du médius droit, sur la surface dorsale, est une plaie transversale, linéaire, mesurant environ 1 centimètre d'étendue; cette plaie est nette, sans rougeur circonvoisine. Le doigt médius, dont les divers segments sont infléchis les uns sur les autres, est complétement inerte, privé de ses mouvements volontaires d'extension : un courant électrique appliqué sur les extenseurs ne provoque pas davantage des mouvements dans ce sens. La section du tendon extenseur est donc bien nettement démontrée. L'extension volontaire des autres doigts se fait, limitée cependant par la douleur que provoquent les mouvements dans la plaie ci-dessus décrite.

La suture tendineuse est décidée et exécutée le 2 juillet :

La malade est préalablement chloroformée, et la bande d'Esmarch appliquée sur le membre malade. M. le professeur Gross pratique sur le trajet du tendon, et au niveau de la plaie, une incision de 1 centimètre $^1/_2$ environ; la peau et le tissu cellulaire sectionnés, on rencontre facilement les deux extrémités tendineuses, qui, sans avivement préalable, sont facilement mises en contact à l'aide d'un fil de soie de Chine assez fin passé dans chacune d'elles. On laisse les deux extrémités du fil pendre hors de la plaie, qui est simplement recouverte d'un pansement avec compresses phéniquées (modification de M. Bœckel). Une gouttière plâtrée, immédiatement appliquée, maintient les doigts de la main dans l'extension un peu forcée.

Les jours suivants, pas de réaction locale ni générale; la plaie se réunit par première intention, excepté à l'endroit où pendent les fils.

Le séjour au lit détermine seulement chez la malade, très-nerveuse, un état de surexcitation générale et de constipation, facilement vaincu par des purgatifs légers; hématémèse coïncidant avec la période cataméniale.

Le fil de la suture tendineuse se détache spontanément le 20e jour, et la malade sort de l'hôpital, gardant toujours sa gouttière plâtrée.

Revue 7 jours après, on la débarrasse de son appareil et l'on constate que les mouvements d'extension se font aussi bien dans le médius que dans les autres doigts; l'électrisation confirme l'expérimentation volontaire faite par la malade elle-même. La suture tendineuse peut donc être considérée comme un fait accompli.

Ici, la réunion s'est donc faite très-facilement, et les mouvements ont été rétablis dans leur intégrité : bien certainement faut-il attribuer ce succès à la position superficielle des tendons extenseurs, qui permet de les atteindre avec la plus grande facilité ; de plus, l'absence de gaîne-synoviale, remplacée par une atmosphère celluleuse lâche, favorise singulièrement leur nutrition et, par conséquent, l'adhésion des bouts sectionnés et remis en contact; notons immédiatement que, grâce à ce tissu celluleux lâche qui engaîne les tendons, leur rétraction est minime, et dépasse à peine 1 centimètre.

Mais il n'en est plus de même lorsque l'on s'adresse aux tendons fléchisseurs; et, si l'on peut hardiment affirmer que les chirurgiens n'ont pas publié toutes les opérations entreprises, l'on peut aussi se convaincre que celles qui ont vu le jour ne se présentent pas toujours avec la clarté désirable pour permettre d'apprécier avec intégrité leurs résultats définitifs.

Aussi, croyons-nous bon de faire connaître l'observation suivante, recueillie comme la précédente dans le service de M. le professeur Gross, observation qui montre une suture du tendon du long fléchisseur du pouce, pratiquée vers le milieu de la face palmaire de la première phalange, et qui a échoué complétement; cependant, je tiens à faire observer que si les mouvements n'ont pas été rétablis, au moins il n'est résulté aucun accident fâcheux pour le malade du fait de l'opération.

Observation II. — *Section du tendon du long fléchisseur du pouce droit. Ténorrhaphie ; non-guérison.* (Observation recueillie par M. Ricoux, interne du service.)

Le nommé W...., âgé de 22 ans, cordonnier, de constitution assez faible, d'un tempérament lymphatique, n'accuse pas de maladies antérieures.

Le 24 octobre, en maniant un tranchet, il se fit à la face palmaire du pouce droit une profonde coupure ; l'hémorrhagie, assez légère, fut facilement arrêtée, et quatre jours après, la plaie était cicatrisée. Mais en voulant reprendre son travail, le blessé s'aperçut qu'il ne pouvait plus tenir ses outils, parce qu'il ne pouvait plus fléchir le pouce ; il entre au service de M. le professeur Gross, et réclame le bénéfice d'une intervention.

On constate, en effet, une cicatrice longue de 2 centimètres, occupant la face palmaire du pouce droit, dirigée obliquement de haut en bas et de dedans en dehors, de l'extrémité supérieure à l'extrémité inférieure de la première phalange. Le toucher permet de sentir à ce niveau une très-légère dépression qui semble correspondre à une solution de continuité du tendon. Malgré les efforts les plus énergiques, le malade ne peut fléchir la deuxième phalange du pouce ; tous les autres mouvements du reste (adduction, abduction, opposition, extension) sont parfaitement conservés ; l'expérience électrique est complétement négative en ce qui concerne le mouvement de flexion susnommé.

L'opération est entreprise le 26 novembre, sous le brouillard phéniqué, et les précautions recommandées par Lister ont toujours été minutieusement observées.

Incision de 2 centimètres sur le milieu de la face palmaire du pouce, excision du tissu cicatriciel, recherche du bout inférieur que l'on trouve facilement et que l'on accroche à l'aide d'un fil de soie non écrue ; quant au bout supérieur, il est impossible de le découvrir, malgré les mouvements de flexion les plus exagérés et les pressions exercées sur le ventre du muscle même ; on se résout alors à attacher le bout inférieur du tendon dans la partie supérieure de la gaîne sectionnée, pratiquant ainsi une opération rappelant la vaginoplastie tendineuse du Dr Mollière. Un appareil plâtré fixe la main dans la flexion sur l'avant-bras. Les pansements furent rares ; les phénomènes généraux et locaux nuls. Le fil tombe le 3 décembre (7e jour), et, grâce à une légère suppuration, la cicatrisation de la plaie n'est complète que le 14 décembre (18e jour). Le malade sort de l'hôpital le 24 décembre, et l'on constate que la deuxième phalange du pouce reste absolument immobile sur la première. Le résultat définitif est donc absolument nul. M. Gross se proposait de faire une deuxième tentative de suture, mais le malade a quitté l'hôpital et ne s'est plus représenté.

En présence de cet échec, M. le professeur Gross nous engagea à rechercher quelques observations analogues éparses dans les auteurs, observations ayant trait à des sutures de tendons fléchisseurs. Comme je l'ai fait remarquer, les résultats définitifs sont plus ou moins atténués, et pour tout observateur impartial et clairvoyant, cela revient à dire qu'ils sont nuls. Je crois donc utile de rapporter quelques-uns de ces cas, les résumant et n'indiquant que les détails absolument indispensables à la clarté des faits, sans altérer en rien la pensée de l'auteur.

OBSERVATION III (1). — *Section des tendons des muscles premier et second radial. Réunion à l'aide de fils.* (Valentin, *Journal des Connaissances médico-chirurgicales*, 1839.)

Louis Lemaître, âgé de 31 ans, se fait avec une serpe, sur son poignet gauche, au niveau de l'articulation radio-carpienne, dans l'inter-

(1) Cette observation, ainsi que les deux suivantes (IV et V), ont été prises dans la thèse de Rouanet. (Th. Paris, 1875.)

valle compris entre les tendons des extenseurs de l'index et celui du petit extenseur du pouce, une plaie transversale profonde et de 1 pouce et demi de longueur. Les tendons du premier et du second radial furent coupés. L'articulation était légèrement ouverte. Suture séparée de chaque tendon sectionné par des fils cirés. Réunion de la plaie ; appareil maintenant la main fortement étendue sur l'avant-bras. Phénomènes inflammatoires calmés dès le 6e jour. Le 11e jour, chute des trois fils. Le 30e jour, la main n'éprouve aucun mouvement de flexion ; elle semble d'un poids énorme au malade ; l'appareil est remplacé par une simple attelle. Je conseille d'imprimer quelques légers mouvements au poignet. — Depuis, des exercices gradués du membre et les bains dans une eau froide et courante ont amené une grande amélioration. Flexion du doigt plus facile, mouvements du poignet de plus en plus marqués.

Il me semble que personne, dans cette observation, et malgré son titre, ne méconnaîtra l'arthrite, et que les phénomènes se passant au niveau de la suture tendineuse sont complétement relégués à l'arrière-plan ; l'auteur lui-même oublie d'en parler. Toutefois, en raison même de la concomitance de cette arthrite, on ne peut rien conclure de ce cas.

Observation IV. — *Division accidentelle du nerf médian, des tendons fléchisseurs, de l'artère radiale.* (E. Bœckel, *Gaz. méd. de Paris*, 1868, p. 410.)

X....., enfant de 4 ans 1/2. M. Bœckel fait avec un fil de soie une suture des tendons du fléchisseur du pouce et des fléchisseurs superficiels des doigts. Les autres tendons coupés et le nerf médian ne sont pas suturés. Les doigts sont complétement fléchis dans la main et maintenus dans cette position ; en outre, la main et l'avant-bras sont portés dans la flexion forcée. Le second jour, les sutures des tendons étaient détachées. Les fils de l'artère radiale tombèrent le 8e jour et le 10e jour. La flexion forcée de la main et de l'avant-bras fut maintenue pendant trois semaines. On constate que la main a repris tous ses mouvements, sauf l'index et le pouce. En effet, la 3e phalange de l'index ne se fléchit qu'à un faible degré, et l'extension du pouce n'est pas complète. L'enfant écrit tout aussi bien qu'avant l'accident. La sensibilité est normale sur toute la face palmaire de la main et des doigts, à l'exception de l'index.

De cette observation, l'on peut conclure que les fléchisseurs propres du pouce et superficiel de l'index étaient divisés ; leur tentative de suture a échoué. Les fléchisseurs profonds suffisaient parfaitement pour permettre à l'enfant d'écrire.

Observation V. — *Suture des tendons fléchisseurs du pouce et de l'indicateur gauches, trois mois après une plaie de l'avant-bras.* (Chassaignac, *Soc. de chirurgie,* séance du 12 avril 1854.)

En novembre 1853, une jeune fille était tombée avec une carafe qu'elle tenait à la main ; un fragment fit à la partie inférieure et antérieure de l'avant-bras gauche une plaie transversale, qui se cicatrisa après avoir suppuré quelque temps. La perte des mouvements de flexion du pouce et de l'indicateur s'en étant suivie, la malade entra dans le service de Chassaignac.

Il fut constaté d'abord que le bout inférieur du tendon divisé adhérait à la cicatrice ; en effet, en déplaçant celle-ci, on faisait fléchir le doigt. Il s'agissait donc, en ramenant le bout supérieur au contact de la cicatrice dans le point correspondant au bout inférieur, de rétablir les mouvements perdus.

Tel fut le but de l'opération pratiquée le 4 février 1854. On mit à découvert les tendons fléchisseurs dans une étendue de deux travers de doigt au moyen d'un lambeau. Leurs bouts, saisis avec des pinces, sont ramenés en contact au niveau de la cicatrice par une suture. Il n'y avait eu aucun ravivement préalable du tendon.

Le lambeau tégumentaire est ensuite réappliqué et maintenu en place par de nombreux points de suture entrecoupée. Pansement par occlusion. La main, fortement fléchie, est maintenue par un bandage et l'avant-bras placé sur un coussin élevé. Aucun accident n'a suivi cette opération.

Au bout de six jours, la réunion était presque complète, et la jeune fille commençait à fléchir l'index.

En moins de quinze jours, le travail de cicatrisation était entièrement achevé, et la malade sortait après avoir recouvré les mouvements perdus.

Ce que nous ne contesterons pas dans cette observation, c'est la délimitation exacte de la lésion aux tendons fléchisseurs du pouce et de l'index ; mais ce que nous sommes en droit de discuter, c'est le siége exact de la plaie, dont la place n'est pas minutieusement délimitée ; celle-ci, en effet, devait évidemment siéger à deux ou trois travers de doigt au-dessus de l'articulation radio-carpienne pour ne pas intéresser la grande gaîne synoviale du carpe ; l'évolution ultérieure bénigne de la cicatrisation le prouve, et, de plus, l'opérateur n'eût pas impunément disséqué un lambeau de téguments et mis les tendons à découvert, sans provoquer une suppuration diffuse de ladite gaîne. On peut donc comparer cette suture de tendons fléchisseurs à la même opération pratiquée sur les extenseurs dépourvus de synoviale.

Observation VI. — *Plaie du poignet droit ; section de l'artère cubitale et des tendons de la face antérieure du poignet. Suture des tendons. Guérison avec conservation des mouvements.* (M. Le Fort, *Soc. de chir.*, séance du 20 janvier 1875.)

4 juin 1874. — Au niveau des plis du poignet existe une plaie transversale de 5 centimètres de longueur, commençant au bord interne de l'avant-bras et allant profondément jusqu'au carré pronateur. Tous les tendons sont coupés, sauf ceux du grand palmaire et du long supinateur. L'artère cubitale coupée donne par ses deux bouts. J'appliquai la bande de caoutchouc suivant la méthode d'Esmarch, pour faciliter la recherche des tendons et de l'artère.

Le bout inférieur de l'artère est trouvé facilement ; le bout supérieur rétracté n'est mis à découvert qu'après un léger débridement. Le bout périphérique des tendons se trouve facilement ; quant au bout central, il a disparu dans l'intérieur des gaînes. Un débridement de 2 centimètres ne les mettant pas à découvert, j'exerce de haut en bas de l'avant-bras une pression assez forte avec la paume de la main, comme pour refouler les muscles vers le poignet. Grâce à ce moyen, je vois apparaître le bout de tous les tendons, et je les maintiens à l'extérieur en faisant comprimer par un aide sur la partie inférieure de l'avant-bras.

Je trouve facilement les bouts correspondants du cubital antérieur, du fléchisseur du petit doigt, mais il est impossible de pouvoir distinguer exactement dans tous les autres faisceaux fléchisseurs, les extrémités appartenant au fléchisseur superficiel et au profond, à l'index, au médius ou à l'annulaire. Je rapproche donc et je réunis les bouts qui me paraissent d'un volume égal et qui me semblent appartenir à la même couche. En finissant, il me reste deux bouts phériphériques, que je réunis à un même bout central. La suture fut faite de la manière suivante :

J'introduis sur le bord d'un tendon et d'arrière en avant, une aiguille entraînant un fil métallique, puis je traverse avec la même aiguille le bord opposé du tendon, cette fois d'avant en arrière, de manière à avoir une anse à la partie antérieure. Je répète la même manœuvre sur l'autre bout du tendon, mais en passant successivement les deux fils d'arrière en avant, et je les tords après les avoir réunis en avant du tendon. Pansement ordinaire avec des compresses imbibées d'eau alcoolisée camphrée, et enveloppement avec du taffetas gommé.

La guérison marche sans accident ; mais le 11 juin, le malade ayant demandé à sortir quelques heures, il présente, le 12 juin, de la fièvre et un abcès se forme dans la paume de la main ; je l'ouvre vers le 16 juin, et le 2 juillet, une nouvelle poussée inflammatoire est suivie d'un second abcès sur le dos de la main. Peu à peu, les accidents se calment. Le 3 août, les mouvements de flexion qui avaient été possibles dès le 10 juin, mais qui avaient disparu sous l'influence de l'immobilité nécessitée par l'inflammation, commencent à reparaître. On combat la raideur des doigts par des mouvements communiqués. Le 5 septembre, le malade sort de l'hôpital ; les mouvements des doigts sont encore bornés, mais, d'après les renseignements fournis par M. Leroux, externe du service qui a revu le malade, ils se sont rétablis depuis, presque dans leur intégrité.

Observation VII. — *Rupture sous-cutanée du tendon du long extenseur du pouce de la main droite, au niveau de la tabatière anatomique. — Flexion permanente du pouce. — Rétablissement de la faculté d'extension par une opération.* (*Suture de l'extrémité du tendon rompu avec le premier radial externe,* par M. Duplay. *Soc. de chirurgie,* séance du 29 novembre 1876.)

Malade âgé de 36 ans, qui dans une chute subit une torsion ou une distension violente du pouce droit. Au bout de six semaines, alors que toute trace de gonflement et de douleur a disparu, on constate que le pouce de la main droite est fléchi dans la paume de la main aussi bien dans son articulation métacarpo-phalangienne que dans son articulation phalango-phalangettienne. Mouvements d'extension volontaire impossibles ; au niveau de la tabatière anatomique, on sent une petite saillie arrondie, dure, légèrement douloureuse à la pression, qui se déplace lorsqu'on augmente la flexion du pouce dans la paume de la main ; on diagnostique une rupture sous-cutanée du tendon du long extenseur du pouce.

Opération le 14 septembre. Incision de 3 à 4 centimètres suivant la direction du tendon au niveau de la tabatière anatomique. Les deux bouts du tendon rompu sont distants de 6 centimètres ; impossibilité absolue de mettre en contact ces deux extrémités, même en plaçant le pouce dans l'extension la plus forcée. On engage l'extrémité du bout inférieur dans une boutonnière pratiquée sur le tendon du premier radial externe, en exerçant une traction suffisante pour redresser doucement la première phalange du pouce. Un point de suture métallique assujettit les tendons anastomosés. Réunion des lèvres de la plaie ; appareil plâtré maintenant le pouce dans l'extension ; pansement simple, légèrement compressif. Les jours suivants, il survient une inflammation assez vive qui s'étend à toute la face dorsale de l'avant-bras ; la réunion a manqué, la plaie suppure abondamment.

Les phénomènes inflammatoires étant disparus le 30 octobre, le fil métallique de la suture tendineuse qui résistait aux tractions exercées sur lui chaque matin, est définitivement enlevé. Le 29 novembre, on constate l'état suivant :

La main et l'avant-bras n'ont conservé de trace de l'opération qu'une longue cicatrice dorsale de 8 centimètres. Le pouce jouit, à peu de chose près, de ses mouvements normaux ; l'extension est aussi complète que possible ; lorsque le pouce est plié dans la paume de la main, la malade peut volontairement l'étendre et redresse complétement la phalangette. Dans le mouvement d'extension, la paume est légèrement redressée en dedans. Au moment de la contraction musculaire, la cicatrice cutanée se meut avec les tendons par suite de l'adhérence qui s'est faite au niveau de la suture.

Observation VIII.

Dans la séance du 29 novembre 1879, nous trouvons une lettre de M. Fleury, de Clermont, demandant l'avis de la *Société de Chirurgie,* sur le fait suivant :

Un jeune cuisinier de 18 ans s'est fait à la paume de la main une plaie à la suite de laquelle il perdit les mouvements de flexion du médius gauche qui n'obéissait plus à la volonté. En examinant la paume de la main, on apercevait une cicatrice en forme de croissant ayant à peu près 1 centimètre de longueur, dirigée obliquement de dehors en dedans ; elle occupait le $1/3$ inférieur à peu près de la région palmaire et correspondait à une ligne qui traversait le doigt médius, qui était dans un état d'extension permanente ; les autres doigts exécutaient le mouvement de flexion avec la plus grande facilité.

Nul doute que le tendon fléchisseur n'eût été coupé. Pourrait-on découvrir les deux bouts et les suturer ? L'auteur n'ose le faire, craignant la section de l'arcade palmaire superficielle. Avant de prendre un parti, il demande l'avis de la Société.

M. *Duplay* pense qu'en pareil cas, il est parfaitement indiqué de pratiquer la suture tendineuse. Avec l'ischémie obtenue par la bande d'Esmarch, les opérations de suture tendineuse sont devenues très-faciles ; et en employant le pansement antiseptique, on peut se mettre à l'abri des accidents inflammatoires.

Dans le cas de M. Fleury, il sera très-aisé de mettre à découvert l'extrémité inférieure du tendon, mais il est probable, comme il arrive presque toujours en pareille occurrence, qu'il sera très-difficile de trouver le bout supérieur rétracté. Cette difficulté, que j'ai rencontrée plusieurs fois, n'est pas de nature à arrêter, et je pense que, plutôt que de poursuivre la recherche du bout supérieur, qui pourrait conduire à des délabrements considérables, il est préférable de réunir le bout inférieur à un tendon voisin, de pratiquer, en un mot, l'anastomose tendineuse, qui m'a complétement réussi dans deux cas.

M. Fleury, jusqu'ici, n'a pas fait connaître s'il a pratiqué une intervention et, s'il l'a fait, quelle était la nature de cette intervention. Dans la thèse de Rochas (1) se trouvent encore quelques observations de sutures tendineuses portant sur les fléchisseurs à la partie inférieure de l'avant-bras : même évolution que pour les cas que nous venons de relater, c'est-à-dire cicatrisation après suppuration et, partant, résultat définitif plus ou moins parfait.

D'après les observations que nous venons de rapporter, il est facile de voir que la suture tendineuse n'a pas encore réussi lorsqu'on opérait sur les tendons fléchisseurs, ou, d'une façon plus générale, lorsqu'on opérait sur des tendons pourvus de gaînes synoviales (fléchisseurs dès doigts, long abducteur, court et long extenseurs du pouce, etc.).

Si la réunion par première intention réussit très-souvent sur les extenseurs, on n'a pu encore l'obtenir sur les tendons fléchisseurs. Or, cette réunion *per primam* des deux bouts tendineux est un facteur extrêmement important pour le bon fonctionnement ultérieur de l'organe; car ici, qui dit réunion primitive, dit aussi absence d'adhérence de la cicatrice tendineuse aux parties environnantes et surtout à la gaîne. A vrai dire, si la cicatrice seule adhérait, on pourrait espérer encore la mobiliser plus tard d'une façon suffisante pour redonner au tendon une excursion suffisante aussi dans sa gaîne, et rendre utile le doigt qu'il est chargé de mouvoir. Mais, le plus souvent, ces adhérences ont lieu sur une grande étendue de la gaîne et du tendon, et le glissement de ces parties l'une sur l'autre est à peu près totalement aboli.

Et d'ailleurs, si, même après suppuration, il a pu quelquefois se faire une réunion plus ou moins parfaite des bouts tendineux, il est à remarquer — la chose est importante à noter — que, dans ces cas, la lésion portait sur les tendons situés au-devant du poignet, c'est-à-dire qu'on avait une plaie largement béante, laissant parfaitement écouler les liquides, et point de gaîne sinueuse favorisant les fusées purulentes; cette dernière circonstance se rencontre exclusivement à la face palmaire des doigts; qu'on ajoute à cela encore, une plaie très-étroite qui ne permet qu'un drainage

(1) ROCHAS, *loc. cit.*

imparfait et l'on se rendra compte de l'insuccès constant des sutures tendineuses à ce niveau.

Que faudrait-il donc faire pour obtenir cette réunion par première intention ?

Sans doute, comme on l'a prétendu, la présence de la synovie peut entrer pour une part dans la non-réunion des bouts rapprochés, et il serait facile d'invoquer ici son action comme on l'a invoquée dans les fractures intra-articulaires; mais ce facteur est en somme de minime importance, et peut être facilement négligé, surtout si la réunion des bouts séparés est bien faite.

D'autre part, l'on connaît la susceptibilité d'une membrane synoviale à s'enflammer, soit au contact d'un corps étranger, soit sous l'influence d'un traumatisme, ou bien encore lorsqu'elle a été exposée à l'action de l'air libre; ajoutons à cela l'influence fréquente d'une diathèse dont le blessé peut être porteur (scrofule, arthritisme, etc.), et dont nous n'avons que trop souvent occasion de constater l'action dans les affections des synoviales articulaires. Cette facilité d'inflammation et de suppuration de la synoviale est depuis longtemps connue et incontestée. Et cependant, on peut encore négliger ce point, grâce aux moyens de pansement actuellement en usage. L'expérience, du reste, l'a prouvé amplement : des articulations ont pu être ouvertes, évacuées du pus qu'elles contenaient, puis refermées, sans que les mouvements fussent abolis. Les gaînes synoviales ont été soumises aux mêmes manœuvres, et M. Nicaise, dans ces derniers temps, a publié plusieurs observations de synovites à grains riziformes, pour lesquelles les gaînes furent ouvertes, raclées, puis refermées par première intention; les mouvements, dit-on, ont été intégralement conservés.

Mais si dans certains cas les choses se passent aussi simplement, il faut dire qu'il n'en est pas toujours ainsi, et dans ce cas, il faut chercher ailleurs la cause des échecs qui viennent couronner l'intervention du chirurgien.

Ces échecs, croyons-nous, doivent être en grande partie attribués aux contusions, déchirures, etc., que subissent les parties (gaînes et tendons) du fait même de l'opération.

C'est, en effet, dans ces gaînes que les bouts supérieurs des tendons peuvent suivre le plus facilement le mouvement de rétraction que le ventre musculaire qui les commande leur fait subir vers la partie supérieure du membre.

Cette rétraction du bout supérieur, voilà véritablement la pierre d'achoppement; elle est, on le sait, souvent considérable (6 centimètres dans le cas de M. Duplay); et pour découvrir ce bout supérieur, l'on est obligé de chercher très-loin, en contusionnant la gaîne, sans même pouvoir l'atteindre. Aussi a-t-on préconisé, pour arriver à ce but, une foule de moyens dont les meilleurs ne sont pas souvent d'un grand secours. C'est ainsi qu'on a conseillé d'exercer sur le ventre musculaire des frictions allant du bout central vers le bout périphérique; qu'on a appliqué une bande d'Esmarch à l'envers, c'est-à-dire, de l'extrémité supérieure du membre vers l'extrémité inférieure : une compression partout égale devait allonger le bout central et l'amener vers la plaie. Nicoladoni donnait le conseil d'aller avec un crochet acéré pêcher le bout central dans sa gaîne, et de l'amener au dehors. D. Mollière (de Lyon) préconise sa vaginoplastie tendineuse, qui consiste à reconstituer la gaîne tendineuse et à en pratiquer l'autoplastie. Dans l'intérieur de cette gaîne ainsi reconstituée, il se développe bientôt un cordon solide qui rétablit complétement la continuité du tendon, et grâce auquel tous les mouvements perdus sont bientôt récupérés. La suture du bout inférieur à un tendon voisin, ou suture par anastomose, n'a pas mieux réussi ; enfin, lorsqu'on a essayé de suturer simplement le bout inférieur du tendon à la partie supérieure de la gaîne ouverte, les résultats n'ont pas été plus favorables.

Aussi, frappé de ces inconvénients, un chirurgien allemand, Madelung, de Bonn (1), dans un cas récent, a-t-il été conduit à agir d'une autre façon.

Voici le fait : il mérite d'être rapporté dans tous ses détails :

« Une jeune fille de 20 ans, en coupant du pain, se fit avec un couteau à bout arrondi, une plaie à la face palmaire de la deuxième phalange de l'index gauche. L'hémorrhagie, assez abondante, fut bientôt arrêtée par la jeune fille elle-même. La plaie guérit en trois semaines. La malade se présente à moi, 7 semaines environ après l'accident. A l'endroit indiqué, l'on trouve en effet une plaie de 1 centimètre à convexité tournée vers le bout du doigt. Des mouvements qu'on essaya de faire, ainsi que du siége de la blessure, on admit que le tendon du fléchisseur profond avait été sectionné et non réuni. Une incision fut faite suivant l'axe du doigt sur la

(1) *Centralblatt für Chirurgie*, n° 6, 1882.

cicatrice; l'on tomba, comme on s'y attendait, sur du tissu cicatriciel, et le bout périphérique fut facile à découvrir; on le traversa avec un fil de catgut. L'opérateur ne s'attarda pas à rechercher le bout central au milieu du tissu de nouvelle formation, mais fit une incision sur la face palmaire de la première phalange. L'on trouva au milieu des tissus sains le bout central du tendon perforant non altéré. A ce moment, on conduisit vers l'extrémité du doigt un stylet mousse qui traversa la gaîne tendineuse, stylet qui vint ressortir au milieu des tissus cicatriciels situés au niveau de la première plaie. Puis il fut très-facile de reconnaître dans la nouvelle plaie le bout supérieur du tendon, placé à côté du stylet, et d'exercer sur lui quelques petites tractions. Comme ce bout supérieur était distant d'au moins 1 centimètre de l'inférieur, que, de plus, il était coupé obliquement et entouré par un tissu de nouvelle formation, je n'aurais pu le trouver sans cette opération préliminaire, ou sans une dissection préparatoire extrêmement longue.

« Comme je cherchais par des tractions à rapprocher le bout central du bout périphérique, le tendon ne se déplaçait nullement. Je pensais d'abord que cela était dû à la rétraction du muscle correspondant; mais je vis bientôt qu'il n'en était rien, et que le tendon était seulement immobilisé par des adhérences à la gaîne qui se prolongeaient jusque vers le milieu de la première phalange, et par des cicatrices de la gaîne elle-même attenante aux tissus environnants. Sans toucher en rien au pont de peau et des parties molles qui séparaient les deux incisions, j'essayai par des tractions répétées de mobiliser le tendon et de le faire glisser dans la plaie de la première phalange. Puis, je le traversai avec un fil de catgut, lequel fut passé à travers la gaîne jusqu'à la plaie de la deuxième phalange; et facilement, sans aucune tension, l'on put pratiquer la suture des deux bouts sectionnés. *La réunion eut lieu par première intention,* sous le pansement antiseptique. Le 10e jour après l'opération, les deux plaies du doigt étaient guéries, et la malade pouvait plier la troisième phalange sur la seconde. »

L'auteur allemand ne pense pas que ce procédé soit capable d'amener la guérison dans tous les cas de section tendineuse (sans perte de substance du tendon). Il est bien évident que de cette façon l'on gagne du temps; mais ce qui est plus important, c'est la facilité de la guérison. L'on sait, ajoute Madelung, que les bouts d'un tendon sectionné que l'on suture ne se réunissent pas d'une façon immédiate, mais que tout d'abord ils adhèrent aux parties voisines de la gaîne avec laquelle ils sont en contact. Cela se produira d'autant plus facilement que la lésion de la gaîne aura été moindre.

Enfin, comme nous l'avons dit, l'application du pansement antiseptique facilitera singulièrement l'évolution favorable de ce processus cicatriciel.

Nancy, imprimerie Berger-Levrault et Cie.

www.ingramcontent.com/pod-product-compliance
Ingram Content Group UK Ltd.
Pitfield, Milton Keynes, MK11 3LW, UK
UKHW020955180726
13838UKWH00003B/1337